医宗金鉴白话解及医案助读丛书

医宗金鉴正骨心法要旨
白话解及医案助读

总主编　吴少祯
主　编　杨凤云　杨文龙

U0206518

中国健康传媒集团
中国医药科技出版社

内 容 提 要

　　《医宗金鉴》系清代吴谦等人所编，是清代学习中医的教科书，也是现代学习中医的一部重要读物，特别是其中各科的心法要诀，简明扼要，提纲挈领，朗朗上口，便于记诵，深受广大读者欢迎。《正骨心法要旨》为其中卷八十七至卷九十，系统总结了清以前的中医骨伤治疗经验。本次白话解主要是对原文进行逐句语译，对其中比较难解的名词术语，作适当注释，并对每条歌诀进行医理阐述和临床应用的探讨。本书广泛适用于初学中医者和基层临床工作者参考使用。

图书在版编目（CIP）数据

　　医宗金鉴正骨心法要旨白话解及医案助读 / 杨凤云，杨文龙主编. —北京：中国医药科技出版社，2020.8

　　（医宗金鉴白话解及医案助读丛书）

　　ISBN 978-7-5214-1792-0

　　Ⅰ. ①医… Ⅱ. ①杨… Ⅲ. ①正骨疗法–中国–清代 Ⅳ. ①R274.2

　　中国版本图书馆 CIP 数据核字（2020）第 074442 号

美术编辑　　陈君杞
版式设计　　易维鑫

出版　**中国健康传媒集团 | 中国医药科技出版社**
地址　北京市海淀区文慧园北路甲 22 号
邮编　100082
电话　发行：010-62227427　邮购：010-62236938
网址　www.cmstp.com
规格　710×1000mm ¹⁄₁₆
印张　15 ½
字数　197 千字
版次　2020 年 8 月第 1 版
印次　2022 年 3 月第 2 次印刷
印刷　三河市万龙印装有限公司
经销　全国各地新华书店
书号　ISBN 978-7-5214-1792-0
定价　**42.00 元**

获取新书信息、投稿、为图书纠错，请扫码联系我们。

《医宗金鉴白话解及医案助读丛书》

编委会

总主编 吴少祯

编 委（按姓氏笔画排序）

王 飞　王 敏　石 强　李禾薇

李超霞　杨凤云　杨文龙　吴晓川

邹国明　张 波　张光荣　张芳芳

范志霞　金芬芳　胡小荣　饶克瑯

贾清华　常 地　谢静文

《医宗金鉴正骨心法要旨白话解及医案助读》

编 委 会

主　编　杨凤云　杨文龙

副主编　梅　鸥　王丽华

编　委（按姓氏笔画排序）

王书豪　刘　璞　刘碧峰

李　威　晁芳芳

前言

《医宗金鉴》全称《御纂医宗金鉴》，是由清代乾隆皇帝于 1739 年下谕太医院进行修著，名医吴谦、刘裕铎联合其他太医共 70 余人于 1742 年共同编纂完成。全书对春秋战国至明清历代医学名著进行"分门别类，删其驳杂，采取精华，发其余蕴，补齐未备"，撰写注重临证实际，内容丰富，层次清晰，论述简明扼要，选方平稳实用，曾为太医院教本，深受后世医家推崇。

《医宗金鉴》共九十卷，本书所注释《正骨心法要旨》部分为卷八十七至卷九十，系统总结了清以前的中医骨伤治疗经验，按内容大体可分为 3 个部分：第一部分（包含手法、器具、经义、骨度尺寸等内容）主要探讨骨伤科疾病总的治疗原则和思路；第二部分（包含头面部、胸背部、四肢部等内容）主要针对人体各个部位的损伤机制和治疗具体方案，进行详细论述；第三部分系统探讨了伤损同时复感内伤杂病的诊疗思路及选方原则。

本书将原著中古文逐段翻译为现代白话文，同时联系临床实际进行全面解读，以帮助读者理解原著精髓。编写忠实于原文，力争语言流畅，条理清晰，逻辑性强。每段古文基本包括七个部分，分别为原文、原文按、提要、注释、白话文、解读、医案助读。全书通俗易懂，实用性强，适合中医学习者阅读参考。

"以铜为镜，可以正衣冠，以史为镜，可以知兴替"，只有中医骨伤人明白自己由何处来，才能知晓欲前往何处。希望本书的出版，能够为广大骨伤学子提供一个很好的引路石，建立完好的中医骨伤科诊疗思维。同时本书之编写，编者已作了极大的努力，但毕竟水平有限，书中不当之处尚难避免，在此恳请读者批评指正，以便再版时加以修订，不断提高质量，为中医学的发展尽绵薄之力。

编　者

2020 年 1 月

目录

医宗金鉴卷八十七 /1

外治法 /1

　　手法总论 /1

　　手法释义 /6

　　器具总论 /14

经义 /28

　　击仆损伤应刺诸穴经义 /28

　　恶血已留复因怒伤肝经义 /33

　　击仆伤后入房伤脾经义 /34

　　击仆损伤脉色经义 /35

《灵枢经》骨度尺寸 /37

　　头部 /37

　　胸腹部 /39

　　背部 /40

　　侧部 /42

　　四肢部 /43

　　补遗 /47

医宗金鉴卷八十八 /49

头面部 /49

巅顶骨 /49

囟骨 /58

山角骨 /65

凌云骨 /67

睛明骨 /71

两颧骨 /73

鼻梁骨 /76

中血堂 /80

唇口 /82

玉堂 /84

地阁骨 /86

齿 /88

扶桑骨 /91

耳 /93

玉梁骨 /94

两钓骨 /97

颊车骨 /98

后山骨 /100

寿台骨 /102

旋台骨 /104

医宗金鉴卷八十九　／108

　　胸背部　／108

　　　锁子骨　／108

　　　胸骨（附：胁肋）　／110

　　　歧骨　／116

　　　蔽心骨　／118

　　　兔骨　／119

　　　阴囊　／121

　　　背骨　／123

　　　腰骨　／125

　　　尾骶骨　／127

　　四肢部　／129

　　　髃骨　／129

　　　臑骨　／134

　　　肘骨　／136

　　　臂骨　／137

　　　腕骨　／139

　　　五指骨　／141

　　　竹节骨　／142

　　　胯骨　／143

　　　环跳　／146

　　　大楗骨　／148

　　　膝盖骨　／150

　　　胻骨　／152

　　　踝骨　／153

　　　跗骨　／155

　　　足五趾骨　／156

　　　跟骨　／157

医宗金鉴卷九十　／160

　　内治杂证法　／160

　　　方法总论　／160

　　　伤损内证　／161

　　　伤损出血　／176

　　　瘀血泛注　／182

　　　瘀血作痛　／190

　　　血虚作痛　／191

　　　呕吐黑血　／192

　　　发热　／194

　　　肌肉作痛　／196

　　　骨伤作痛　／198

　　　胸腹痛闷　／200

　　　胁肋胀痛　／203

　　　腹痛　／206

　　　少腹引阴茎作痛　／210

　　　腰痛　／211

　　　眩晕　／213

　　　烦躁　／214

　　　喘咳　／215

　　　昏愦　／217

　　　作呕　／220

　　　作渴　／221

　　　秘结　／225

　　　挟表　／228

　　　补遗方　／231

　　方剂索引　／236

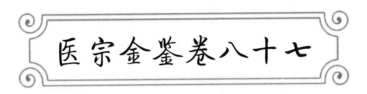

外治法

手法总论

【原文】

夫手法者，谓以两手安置所伤之筋骨，使仍复于旧也。但伤有重轻，而手法各有所宜。其痊可之迟速，及遗留生理①残障与否，皆关乎手法之所施得宜，或失其宜，或未尽其法也。

【提要】

阐述手法的定义及手法的辨证论治对病人预后有着重要意义。

【注释】

①生理：生物的生命活动和体内各器官的功能。

【白话文】

所谓手法，就是医者用双手处理受伤的筋骨皮肉，使其恢复原来的长度和轴线。但是受伤有重轻，而每种手法都有其相应的适应证。受伤痊愈时间的快慢，预后是否遗留生理功能障碍，都与所施手法是否适当有关。（如果预后不佳）

或是手法适应证选择不当，或是没有掌握手法的要领所导致。

【解读】

所谓手法，就是医者用双手复位脱位的关节，整复断裂的骨骼，捋顺不合的筋肉，总之，使骨与关节、筋肉恢复其正常的解剖位置和生理功能，这些具体的操作方法统称为手法。手法是正骨科外治法的一种方法，它可单独施行，也可配合其他方法。骨折及脱位损伤，必须用手法进行整复，方能恢复其正常的解剖位置（骨折一般要求断端对位、对线良好，脱位要求关节复位），然后再行外固定物捆绑固定，随后进行功能锻炼、药物治疗，争取时机，以取得康复痊愈的效果。即使扭、挫而引起的伤筋疾患，运用适宜的手法，使其筋骨复旧、气血调和，也可取得佳效。所以，手法是正骨科四个基本治疗方法（手法、固定、功能锻炼、药物治疗）之一。

【原文】

盖一身之骨体，既非一致，而十二经筋之罗列序属，又各不同，故必素知其体相，识其部位，一旦临证，机触于外，巧生于内，手随心转，法从手出。或拽之离而复合，或推之就而复位，或正其斜，或完其阙①，则骨之截断、碎断、斜断，筋之弛、纵、卷、挛、翻、转、离、合，虽在肉里，以手扪之，自悉其情，法之所施，使患者不知其苦，方称为手法也。

【提要】

指出对于人体各部位损伤情况需要辨证论治以及对于临床施用手法的要求。

【注释】

①阙：残缺；不完善。

【白话文】

因为人体全身骨骼形态，不完全一样，而十二经筋的罗列排布，又不尽相同，所以一定要牢记正常骨骼的形态，认识骨骼的体表部位。医者一旦面临具体病证，能够通过触诊病人体外的表现，从而了解病人体内的病机，根据病机辨证论治，通过手法治疗病人。或将分离的筋骨复合，或将脱位的筋骨复位，或将倾斜移位的（骨折）复位，将残缺的（骨块）修补，则骨折不管是横断的、粉碎的、倾斜断裂的，筋肉不管是松弛的、纵向分离的、翻卷的、挛缩的、翻转的、分离的、重叠的，虽然（这些情况）藏在皮肉之下，医者用手触诊，心中了解相应的证型，施用适宜的手法，在诊治过程中让病人不感觉痛苦，做到这些才能称之为手法。

【解读】

运用手法须"心明手巧"。在施手法之前要充分了解病情，从而做出施行手法的计划，心中有数达到"心明"。在手法具体操作时要精神集中、动作熟练敏捷，熟练敏捷的手法来源于刻苦的锻炼。这样手法施用到伤处就会"机触于外，巧生于内，手随心转，法从手出"，达到巧夺天工之效。

同时充分了解病情是以正确的诊断为基础的。在手法操作过程中，要做到心中有数，就必须对病情有足够的了解，既熟知人体的正常结构，又对具体病变有充分的了解，才能根据不同性质的损伤，辨证论治选择适宜的手法。使用手法首先必须根据辨证论治的精神来掌握应用。因伤有轻重之别，又有皮肉、筋骨、关节之分，故要求按情况选用相适应的手法。手法的轻重、巧拙，直接关系着损伤的恢复，使用正确就能迅速治愈，否则就得不到良好的效果。所以说："盖正骨者，须心明手巧，既知其病情，复善用夫手法，然后治自多效。"施展手法过程中，切不可乱使用蛮力，知道原理才能善用巧劲，使得病人痛苦减轻。

人体各部位的骨骼有长骨、短骨、扁平骨等，每块肌肉各有各的起止端和走行方向，不同关节有不同的功能，平素我们必须熟悉其正常状态，损伤后我们才能运用手法使其恢复正常。譬如桡尺骨远端的构造，二者是靠下尺桡关节联结，从前后位观桡骨下端有向尺倾斜的角度 $20°\sim25°$，从侧面观桡骨下端向掌侧斜 $10°\sim15°$，桡骨下端比尺骨茎突延伸 $1\sim1.5cm$。当桡骨下端发生骨折，这些解剖关系发生明显的改变，手法整复不仅对位要好而且要恢复这些解剖关系，否则就会遗留残疾而影响功能。因而我们必须掌握每块骨的形态、每条肌筋的走行方向、每个关节的功能范围，在临床治疗中运用合理手法，才会取得卓越成效。

【原文】

况所伤之处，多有关于性命者，如七窍上通脑髓，膈近心君。四末受伤，痛苦入心者，即或其人元气素壮，败血①易于流散，可以克期而愈，手法亦不可乱施；若元气素弱，一旦被伤，势已难支，设手法再误，则万难挽回矣。此所以尤当审慎者也。

【提要】

阐述施展手法时需要慎重的原因及施术时的注意事项。

【注释】

①败血：败坏之血。多指溢于血管外，积存于组织间的坏死血液。又叫恶血。

【白话文】

何况所受损伤的部位，有的时候关乎生命，比如人体七窍向上与脑髓相通、胸膈与心脏相连。四肢受伤疼痛剧烈的病人，即使他平时元气充盈，但溢出血脉的恶血容易流散，虽然可以经过一段时间后痊愈，也不能乱用手法；如果平时元气就衰弱，一旦受伤，身体情况已经难以支撑，假设手法再耽误，则很难挽回了。这就是之所以要谨慎考虑的地方了。

【解读】

医者运用手法之前必须对损伤和疾病作出正确的诊断。该论指出运用手法之前必须"识其部位"。利用望、闻、问、切仔细了解受伤的部位，不仅如此，还要对病人伤势的轻重、体质的强弱，做全面了解。如筋骨的外在损伤会造成人体气血和脏腑功能的紊乱，甚而伤及重要脏器，治疗上需要局部和整体兼顾；

对体质虚弱的病人使用轻巧手法，避免用力过猛，否则会造成不可挽回的恶果。

运用手法的第二个要求是使病人"不知其苦"。手法操作时，用力轻重适当，如整复脱臼时，不够慎重而用力过猛、粗暴，就会加重局部筋肉的损伤，甚至造成关节附近的骨折，运用手法要达到清朝胡廷光在《伤科汇纂》里面提出的要求："上髎不与接骨同，全凭手法与身功，宜轻宜重为高手，兼吓兼骗是上工，法使骤然人不觉，患如知也骨已拢"。

在软组织损伤的治疗中，手法也需适当运用。肌肉丰厚的深层肌筋扭伤，使用手法力量可大一些；表浅的部位用力要轻些，否则用力过大会加重损伤。如果用力不能达于肌筋在皮肤上来回磨蹭，起不到治疗作用，反而损伤皮肤。

【原文】

盖正骨者，须心明手巧，既知其病情，复善用夫手法，然后治自多效。诚以手本血肉之体，其宛转运用之妙，可以一己之卷舒，高下疾徐，轻重开合，能达病者之血气凝滞、皮肉肿痛、筋骨挛折，与情志之苦欲也。较之以器具从事于拘制①者，相去甚远矣。是则手法者，诚正骨之首务哉。

【提要】

阐述手法在整个外治法中的重要地位以及巧妙之所。

【注释】

①拘制：一种骨伤科医疗方法。捆缚身体的某一部位，使骨折断端得到固定。

【白话文】

正骨的医者，必须心明手巧，既要知晓病人的病情，又要善于利用手法，只有这样治疗才能有成效。医者双手本是血肉之体，但是有宛转运用的妙用，可以通过手法弯曲舒展，高低快慢结合，轻重开合并用，能够直达病人体内血气凝滞、皮肉肿痛、骨断筋挛之患处，从而达到解除病人痛苦的目的。与拘紧限制的医疗器具相比，其优势很多。这就是手法治疗是正骨最重要的治疗手段的原因。

【解读】

成为一名优秀的骨科医师，这是无数正骨医师所憧憬的目标。对于骨折病人，首先用手感知病人骨折部位及移位方向，然后通过正骨八法即"摸法、接法、端法、提法、按法、摩法、推法、拿法"行手法复位。整复骨折筋伤时医者要达到得心应手，手法的运用必须熟练、灵活、准确，做到伤者不感觉痛苦为适。手法的轻度适宜，除取决于医者对病情的知晓及辨证施治外，还在于医者手法长期刻苦的锻炼及用心的体会。

手法释义

摸　法

【原文】

摸者，用手细细摸其所伤之处，或骨断、骨碎、骨歪、骨整、骨软、骨硬、筋强[1]、筋柔、筋歪、筋正、筋断、筋走、筋粗、筋翻、筋寒、筋热，以及表里虚实，并所患之新旧也。先摸其或为跌仆，或为错闪，或为打撞，然后依法治之。

【提要】

阐述摸法的定义，阐述其为最基础的诊断方法。

【注释】

①强：通"僵"，僵硬的意思。

【白话文】

摸法，就是用手仔细触摸病人所受伤的部位，判断病人伤处骨折移位的情况，包括骨骼横断、骨骼粉碎、骨骼歪斜、骨骼完整、骨质偏软、骨质偏硬、筋肉僵硬、筋肉柔软、筋肉歪斜、筋肉断裂、筋肉脱出、筋肉粘连增粗、筋肉翻转、筋肉受寒、筋肉发热，以及辨证表里寒热虚实，以及患处是新伤还是旧伤。首先摸触患处是否为跌仆伤，或者是错闪伤，或者是打伤撞伤，然后辨证论治。

【解读】

一般认为，摸法不过是骨折的诊断之法，实践却告诉我们，它绝不单纯是一种诊断方法，而是贯穿诊断、整复、固定、复诊、功能练习等治疗骨折全过程中（即正骨）最重要的正骨手法。摸法的操作原则：由远端到近端，由浅表到深部。内容包括受伤肿胀的部位、范围、方向以及软组织损伤和病变；两手把定患部相对而摸；了解疼痛的部位、性质及程度，骨擦音的声调，骨折的茬口、变位方向以及软组织损伤和病变。

此法多在施行其他整骨手法之前及过程中应用，为诊治折伤之要领。医者在检查、诊断或整复治疗过程中，用手触摸损伤，并对触摸所得的异常体征进行分析、综合、判断，作出确切的结论，以达到在整复施术时心中有数。该法主要适用于骨折、脱位等病证，施行该法用力时，一定要轻巧，切忌粗暴操作和草率行事，以免增加病人痛苦。

一般来说骨折早期由于局部出血迅速，溢于血管外的血液来不及广泛输散，可摸到棱形隆起，久之则变为泛肿弥漫。因此，肿胀最严重之处，常常恰是骨折之所在。当然，也不尽如此。例如肱骨髁上骨折，由于出血顺肌间隙隙隔流注，一开始就可能表现为前臂上部分的高肿，常使人产生错觉；裂纹骨折可在患部摸到局限性肿块，这是未完全损伤的骨膜之下包裹的血肿，如日久常硬如骨质，这种情况多见于胫骨损伤。

总之，骨折发生肿胀期间，当血肿尚未机化时，局部弹性不大，越久则弹性越大；待机化完成并开始骨化时，又变得坚实而缺乏弹性。这些可作为判断陈旧性损伤的摸诊依据。

接 法

【原文】

接者，谓使已断之骨，合拢一处，复归于旧也。凡骨之跌伤错落，或断而两分，或折而陷下，或碎而散乱，或歧而旁突，相其情势，徐徐接之，使断者复续，陷者复起，碎者复完，突者复平。或用手法，或用器具，或手法、器具分先后而兼用之，是在医者之通达①也。

【提要】

阐述接法的定义，阐述其为最基础的复位方法。

【注释】

①通达：通晓，洞达。

【白话文】

所谓的接法，就是将已经骨折断裂的断端，合拢为一处，复位其原貌。凡是外伤跌仆所致骨折，或是骨断为两部分，或是骨折端凹陷移位，或者骨折粉碎散乱分布，或者骨折端分叉向旁侧突出。先判断骨折的证型，然后缓慢地接骨，使得分离骨折复位、凹陷骨折平齐、粉碎骨折恢复完整、突起的恢复平齐。或者通过手法诊治，或者通过医疗器械辅助诊治，或者二者先后使用，全靠医者的通晓洞达。

【解读】

接法与其说是一种手法，不如说是一种"逆创伤机制"复位理念。所谓的逆创伤机制，就是用手法将创伤后骨折移位的整个移位步骤，以逆骨折时原路线复位。以下举例说明。

分析肱骨外髁翻转移位骨折损伤机制，肱骨外髁翻转移位骨折损伤暴力很大，主要有三组外力：①手掌着地时，肘关节呈内翻，尺骨切迹首先将肱骨滑车骨筋的桡侧部分向外上方劈开至肱骨小头筋板处，并沿此薄弱部分向外延伸；

②此时肘关节处于半屈曲位，桡骨小头直接由前下向后上冲击肱骨小头；③跌倒时为维持身体平衡，前臂的肘肌及总伸肌的猛力牵拉，与前两组外力协同作用使骨折块发生三轴的典型旋转移位。

"逆损伤机制"复位：根据损伤机制制定出手法整复方法，以左肘关节为例。麻醉或不麻醉均可，左肘部涂石蜡油。一助手握住病人上臂，术者左手握病人前臂近腕部，将前臂呈旋后位，肘关节在100°～135°位，右拇指、食指摸清外髁骨折块旋转程度，分清滑车端和外髁部。右拇指按骨折块上部向前臂方向推挤，使骨折块上缘与肘关节外侧间隙相平，此时，嘱助手用左右两拇指顶按住骨折块上缘（首先使骨折块推挤至肘关节外侧间隙处）。术者右拇指移向骨折块前缘向肘后方尽量推挤（继后将骨折块推向肘关节后侧），术者左手将病人前臂内收，使肘关节内翻，增加肘关节外侧间隙（此时，使肘关节内翻，增大外侧肱桡关节间隙，有利于骨折块的回纳），迅速旋前旋转前臂，术者右拇指同时按压骨折块向内前方，可听到骨折块复位的"咯嗒"声。（迅速旋前旋转前臂，利用总伸肌的一弛一张，牵拉骨折块以及手指的推压，骨折块回纳到原来的骨折床，即逆骨折时原路线复位。）

端提法

【原文】

端者，两手或一手擒定应端之处，酌其重轻，或从下往上端，或从外向内托，或直端、斜端也。盖骨离其位，必以手法端之，则不待旷日迟久，而骨缝即合，仍须不偏不倚，庶①愈后无长短不齐之患。

提者，谓陷下之骨，提出如旧也。其法非一，有用两手提者，有用绳帛系高处提者，有提后用器具辅之不致仍陷者，必量所伤之轻重浅深，然后施治。倘重者轻提，则病莫能愈；轻者重提，则旧患虽去，而又增新患矣。

【提要】

阐述端、提的定义及施术时的要点。

【注释】

①庶：也许，或许。

【白话文】

所谓的端法，就是医者将双手或者单手置于骨折断端之处，根据骨折分离的轻重，或从下往上端提，或从外向内侧端挤，或者根据解剖方向垂直端挤、斜行端挤。一旦骨折移位，必须要用到端挤手法复位，那么病人伤后康复就不会太久，骨折断端即可复位，但是复位时需要做到不偏不倚，骨折预后才可能不会出现长短不齐的并发症。

所谓的提法，就是将下陷的骨折断端，通过提法恢复原样。使用此法时并不是一成不变的，医者有用双手提举的，有借助绳帛系高处提举的，有提举后用外用器具辅助以致于复位后不至于仍然凹陷的，必须要判断所伤之处的轻重浅深，然后辨证施治。倘若损伤较重而提举之力较轻的话，那么骨折不能得到有效复位而痊愈；损伤较轻而用重手法提举的话，那么虽然旧疾可以得到治疗，但是可能因骨折复位移位过度而造成新的损伤。

【解读】

端、提是骨折复位的重要手法之一，因此放在一处考量。其中反复提按手法能够纠正前后侧移位，反复端挤手法可矫正骨折内外侧移位。举例说明：如果是桡骨远端伸直型骨折，用端挤法纠正骨折远断端向桡侧移位以恢复尺侧倾斜角和提按法纠正向背侧移位以恢复掌侧倾斜角；如果是桡骨远端屈曲型骨折，在两助手的牵引下，术者双拇指推顶桡骨远断端的掌侧，余四指扣住桡骨近断端的背侧，同时远端助手在牵引下背屈腕关节，然后用端挤法纠正远断端向桡侧移位。

其中绳帛提法目前仍然用于儿童骨科的股骨干骨折中，具体方法如下：非麻醉状态下，患儿仰卧于特制牵引床，采用宽度为患肢1/3、长度为骨折线平面至足端下5cm的胶布2条，胶布两侧边缘多处斜形剪开，足端贴敷于扩张板并用胶布缠绕固定，平骨折线或稍下处平整贴附于患肢两侧，然后用弹力绷带缠绕，适当拉紧，以不影响患肢末梢循环为度。将患肢拉起固定于牵引架上，维持在屈髋90°、膝关节伸直位，患侧臀部抬离床面2～3cm。足踝部及近端胶布皮肤交界处贴附美皮康敷贴并与胶布粘着，减轻局部皮肤张力。粘贴胶布前在牵引状态下纠正明显旋转畸形，并使足部长轴与扩张板垂直，胶布粘贴于患肢两侧对称位置，从而防止骨折远端旋转。

按摩推拿法

【原文】

按者，谓以手往下抑之也。摩者，谓徐徐揉摩之也。此法盖为皮肤筋肉受伤，但肿硬麻木，而骨未断折者设也。或因跌仆闪失，以致骨缝开错，气血郁滞，为肿为痛，宜用按摩法，按其经络，以通郁闭之气，摩其壅聚，以散瘀结之肿，其患可愈。

推者，谓以手推之，使还旧处也。拿者，或两手一手捏定患处，酌其宜轻宜重，缓缓焉以复其位也。若肿痛已除，伤痕已愈，其中或有筋急而转摇不甚便利，或有筋纵而运动不甚自如，又或有骨节间微有错落不合缝者，是伤虽平，而气血之流行未畅，不宜接、整、端、提等法，惟宜推拿，以通经络气血也。盖人身之经穴，有大经细络①之分，一推一拿，视其虚实酌而用之，则有宣通补泻之法，所以患者无不愈也。

【提要】

阐述按摩、推拿的定义及施术时的要点。

【注释】

①大经细络：经为主干，络为分支，故说大经细络。

【白话文】

按摩法包括按法和摩法。所谓的按法，就是医者将手往下按压患处。摩法，就是指缓慢揉摩患处。使用这种方法大多是针对皮肤筋肉受到损伤，但是骨质没有断裂的病人，主要表现为伤处的肿痛硬结麻木；或是病人因为跌仆闪失伤，导致骨缝之间发生小错位，气血瘀滞，导致肿痛。可以采用按摩法，先沿着经络走行使用按法，以宣通经络郁结闭阻之气，然后用摩法宣导血脉的壅阻聚结，从而宣散因血脉瘀阻所导致的局部肿痛，则疾患可痊愈。

推拿法包括推法和拿法。所谓的推法，就是医者用手（指、掌、拳面等部位紧贴治疗部位，沿着经络走行，运用适当的压力）推挤患处，使错位的筋肉复位。所谓的拿法，就是医者用双手或单手捏定患处，根据伤处病情酌情采用轻重手法，慢慢将筋肉复位。受伤后期虽然病人肿痛已经解除，伤痕已经痊愈，但是出现筋骨挛急、患肢旋转屈伸功能不利的症状，或是出现筋肉弛缓无力、活动不自如的症状，抑或是关节间有微小错缝移位，这是由于虽然大伤得以平复，但是气血运行尚未通畅。这时不能用接、整、端、提等手法，只适合推法和拿法，用以通调经络气血。由于人体正常经络穴位，有大小粗细之别，医者必须根据虚实进行推拿宣通补泄，这样疾病才能痊愈。

【解读】

（1）按法 为镇静止痛之法。按是压押的意思。用手指、手掌或肘部在体表的特定部位或穴位上停留一定时间，逐渐用力深压，称为按法。使用按法时，应考虑病变部位的深浅及病人的耐受程度，以不使局部剧痛、有得气感为宜。临床常用于损伤引起的疼痛等症。

（2）摩法 为散瘀消肿之法。摩是抚摩的意思。用手掌或多指掌面附着一定的部位上，以腕关节连同前臂做环形有节律的轻快抚摩动作，称为摩法。使用摩法时，以不增加疼痛或皮下筋肉组织无明显活动为度。临床常用于损伤早期瘀肿显著、疼痛剧烈的病例。

（3）推法 为疏通复位手法。推者，是以手向前或向外用力，使物体移动之意。作为一种手法，则是以手指或手掌的某部位着力，在人体一定部位或穴位上做单方向的直线或弧线移动，称为推法。使用推法时，以不增加疼痛为度。临床常用于损伤引起的气滞血瘀、经络阻塞、筋骨移位等病证。

（4）拿法　为解痉通络之法。拿是把物体握在手里的意思。用一手或双手多指（或拇、食二指）相对用力捏紧提起施术部位的皮肤、筋肉，称为拿法。使用拿法时，应拿放有节律，以不使筋肉从手中滑脱为宜。临床常用于损伤引起的筋肉痉挛、脉络闭塞等。

【原文】

以上诸条，乃八法之大略如此。至于临证之权衡，一时之巧妙，神①而明之，存乎其人矣。

【提要】

总结正骨八法，提出医者水平占据重要地位。

【注释】

①神：医者的聪明才智。

【白话文】

总而言之，正骨八法大致如上所述。至于临床面临具体病案，权衡采用何种手法，所采用手法的精妙，及医者心里是否充分了解病人病证分型，还是得看每个医者的水平。

【解读】

中医正骨手法治疗的主要目的是骨断端尽量恢复正常的解剖位置，加快受伤部位的愈合，所以必须针对骨折的情况进行认真分析，从而才能针对骨折的不同情况和受伤程度运用不同的正骨手法。这充分考验医者个人的解剖基础以及对于骨折移位方向的空间立体概念，这需要医者深入的思考以及大量经验病例的理解。所谓"师傅领进门，修行靠个人"，医学之路，任重而道远。

器具总论

【原文】

跌仆损伤，虽用手法调治，恐未尽得其宜①，以致有治如未治之苦，则未可云医理之周详也。因身体上下、正侧之象，制器以正之，用辅手法之所不逮②，以冀分者复合，欹者复正，高者就其平，陷者升其位，则危证可转于安，重伤可就于轻。再施以药饵之功，更示以调养之善，则正骨之道全矣。

【提要】

阐述正骨辅助器械对正骨的重要作用。

【注释】

①宜：应当（多用于否定式）。

②逮：达到。

【白话文】

跌仆损伤等外伤，如果只用手法进行调理诊治，恐怕不能穷尽手法应当起到的疗效，以致病人经过施治后（患处发生移位）又如施治前一般痛苦，那么医理就无从谈起了。根据病人伤处上下、正侧躯体之形态，对于手法不能达到妥善复位的病证采用器械辅助固定，以使得分离移位的重新复合，歪斜的移位恢复正直，凸起增高的移位恢复平直，凹陷的移位回到生理位置，那么危急的病证可以转安，重伤者可以减轻。再辨证施以中药辅助，教导病人进行调养的宣教，那么这就是正骨的大道了。

【解读】

对于骨科医生而言，在进行正骨诊治的同时一定要善用其他器械，以辅助复位或者维持固定。临床上对于前臂骨折，会用到压垫、扎带、小夹板以维持固定；对于椎间盘突出的病人会用牵引以使得椎间盘回纳复位以减轻对神经根的压迫，从而达到减轻病人痛苦的作用；对于髌骨骨折无移位的病人，会用抱膝圈固定患膝以维持复位。所以医者必须善用器具才能无往不利。

裹帘（器一无图）

【原文】

裹帘，以白布为之。因患处不宜①他器，只宜布缠，始为得法，故名裹帘。其长短阔狭，量病势用之。

【提要】

阐述裹帘法的使用方法。

【注释】

①宜：适宜。

【白话文】

所谓的裹帘法，就是用白布包裹患处。因为伤处不适合使用其他的医疗器械固定，只适合用布缠绕，然后这个方法就产生了，所以叫做裹帘法。根据病情采用长短阔狭的白布。

【解读】

裹帘法在现代医学又可称之为绷带学，现代医者在前人的基础上对此法有创新及发展，如使用"8"字绷带固定锁骨骨折、膝关节置换术后使用弹力绷带固定下肢以防治术肢肿胀。更有医家运用到术后康复中，如温建民微创截骨治疗拇外翻术后根据"裹帘"法理念，采用"8"字绷带结合分趾垫外固定，根据术后病人术肢的肿胀程度弹性调节，既维持截骨端的稳定，又在一定程度上允许截骨端的"微动"，方便病人在医师指导下完成主动和被动康复锻炼，这些治疗方法充分体现传统中医骨伤治疗的"筋骨并重"思想，符合尚天裕教授提出的"弹性固定"准则。

振梃（器二无图）

【原文】

振梃，即木棒也，长尺半，圆如钱大，或面杖亦可。盖受伤之处，气血凝结，疼痛肿硬，用此梃微微振击其上下四旁，使气血流通，得以四散，则疼痛渐减、肿硬渐消也。

用法释义：凡头被伤，而骨未碎筋未断，虽①瘀聚肿痛者，皆为可治。先以手法端提颈、项筋骨，再用布缠头二三层令紧，再以振梃轻轻拍击足心，令五脏之气上下宣通，瘀血开散，则不奔②心，亦不呕呃，而心神安矣。若已缠头拍击足心，竟不觉疼，昏不知人，痰响如曳锯，身体僵硬，口溢涎沫，乃气血垂绝也，不治。

【提要】

阐述振梃法的使用方法。

【注释】

①虽：即使……也；纵使。

②奔：直往；趋向。

【白话文】

振梃，就是木棒，长约一尺半，像铜钱一般粗大，或者用面杖也可以。因为受伤的地方，局部气血凝结，导致疼痛、肿胀起硬结，用木棒轻轻敲击患处上下四周，使得气血流通，瘀血得以四散，则疼痛会慢慢消减，肿胀硬结也会慢慢消散。

用法释义：凡是头部外伤，而筋肉骨骼未断裂的病人，即使瘀血闭阻发生肿痛，都可以治疗。可以先用手法端提牵引颈项部筋骨，然后用布缠绕头部两三层使缠紧，再用木棒轻轻拍击足心，使得五脏的气机上下宣通，瘀血开散，则其不会直阻心脉，也不会发生呕吐，那么病人心神就能安宁。即使医生已经给病人缠头拍击其足心，病人竟然不会感觉疼痛，而且昏睡不认识亲人，喉中痰鸣像锯木一样响彻，出现身体僵硬，口吐涎沫，这是气血将要断绝的危象，很难得以治疗。

【解读】

中医学认为本器械治疗的疾病，多是由于病人已经年老体衰，或感受风寒之邪，或外伤跌仆所致。由于邪气侵袭经脉不同，病人的临床表现也不同，只有根据中医辨证论治的理论进行辨证，根据不同证候选取相应的经穴治疗，再加上循经叩击疗法，激发人身的阳气，推动血液运行，促使经气通畅，使风寒得去，瘀血得除，达到通则不痛的目的。从现代医学看，本法能促进毛细血管扩张，消除组织粘连及对神经的压迫，改善血液循环，改变肌肉的收缩性，达到治疗疾病的目的。

披肩（器三无图）

【原文】

披肩者，用熟牛皮一块，长五寸，宽三寸，两头各开二孔，夹于伤处，以棉绳穿之，紧紧缚定，较之木板稍觉柔活。

用法释义：凡两肩仆坠闪伤，其骨或断碎，或旁突，或斜努，或骨缝开错筋翻。法当令病患仰卧凳上，安合骨缝，揉按筋结，先以棉花贴身垫好，复以披肩夹住肩之前后，缚^①紧，再用白布在外缠裹毕，更用扶手板，长二尺余，宽三四寸，两头穿绳悬空挂起，令病患俯伏于上，不使其肩骨下垂。过七日后，开视之，如俱痊，可撤板不用；如尚未愈，则仍用之。若不依此治法，后必遗残患芦节。

【提要】

阐述披肩法的使用方法。

【注释】

①缚：捆绑。

【白话文】

所谓披肩法，就是用一块长约五寸、宽约三寸的熟牛皮，在其两端各钻开两孔，夹缚于病人伤处，用棉绳穿过，紧紧绑牢。与直接绑缚木板相比较，此法能让病人感觉更柔软灵活。

用法释义：凡是两肩部仆坠闪伤，无论伤处局部骨骼或折断碎裂，或向两侧凸起移位，或斜行移位，或是骨缝错开筋肉翻转。治法都是让病人仰卧于凳子上，首先整复骨折及错位，揉按筋肉软组织聚结之处，再用棉花贴身垫好，然后以披肩夹住肩部前后，绑紧，再用白布在外面缠绕，用长两尺余、宽三四寸的扶手板两头穿绕绳子悬空挂起，让病人俯卧在上面，使得患肩不下垂。7 天后，打开器具观察患肩情况，如果得以痊愈，可以撤除木板；如果尚未痊愈，则仍然继续使用上法。如果不这样治疗，以后一定会留下功能障碍等后遗症。

【解读】

披肩法，古代正骨器械，是用熟牛皮制作的，用于锁骨骨折时固定肩部的工具。披肩法的使用说明古人已经意识到骨折复位后需要用可靠的固定方法，使得骨折断端能够得以愈合。此法多用于固定肩部损伤，如锁骨骨折及肱骨外科颈骨折，现多已改用小夹板或"8"形绷带固定来代替。

另外此文告诫医者在施行外固定治疗后一定要注意回访。笔者经验一般在使用小夹板或者石膏固定术后第 3 天、第 7 天，此后每周都需要回访病人，因为伤后 3 天肿胀最明显，采用外固定后皮肤因肿胀所以受压较为厉害，需要重新调整松紧度；第 7 天开始消肿，患处怕得不到妥善固定，需要调整扎带松紧；此后每周回访以判断伤处是否移位。一般上肢固定时间 4～6 周，下肢固定时间 6～8 周。

攀索（器四） 叠砖（器五）

【原文】

攀索者，以绳挂于高处，用两手攀[1]之也。

叠砖者，以砖六块，分左右各叠置三块，两足踏于其上也。

用法释义：凡胸、腹、腑、胁，跌、打、碰、撞、垫、努[2]，以致胸陷而不直者，先令病患以两手攀绳，足踏砖上，将后腰拿住，各抽去砖一个，令病患直身挺胸；少顷，又各去砖一个，仍令直身挺胸。如此者三，其足着地，使气舒瘀散，则陷者能起，曲者可直也。再将其胸以竹帘围裹，用宽带八条紧紧缚之，勿令窒碍，但宜仰睡，不可俯卧侧眠，腰下以枕垫之，勿令左右移动。

【提要】

阐述攀索叠砖法的使用方法及适用范围。

【注释】

①攀：抓着东西往上爬。

②努：勉强用力而受伤。

【白话文】

所谓的攀索，就是将绳索挂于高处，命令病人用双手抓着它。所谓的叠砖，就是用6块砖头，在病人脚底下分别放置3块，病人双足踩在它上面。

用法释义：凡是胸部、腹部、胁肋部，凡是跌打碰撞伤、陷下伤及勉强用力而受伤，导致胸部凹陷而不能伸直的病人，先让病人用两手抓住绳索，脚踩在砖上，医者扶住病人后腰部，并令助手将病人脚下砖头依次搬去一块，让病人脊柱伸直挺胸；过一会儿，又将病人脚下砖头各拿走一块，仍然让病人伸直挺胸。如此再三，病人足部着地，使得病人气舒瘀散，那么脊柱凹陷的骨折可以平起，弯曲的移位可以伸直。然后再用竹帘围裹病人胸部，用八条宽带紧紧地绑缚固定，以不让病人呼吸障碍为度，而且应当平卧睡觉，不能俯卧及侧卧睡眠，腰的后面可用小枕头垫起，不能让病人随意左右扭动。

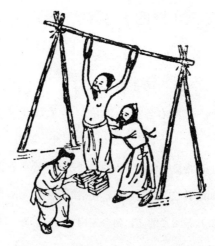

攀索叠砖用法图

【解读】

该法可使患处气舒瘀散，椎骨陷者能起，曲者复直，适用于胸、腰椎骨折、错位而致陷下或侧弯者。亦可用于治疗闪腰岔气等症。

由于脊柱压缩性骨折大部分发生在胸腰段，而且多见于屈曲型骨折（寻常跌仆多见于臀部着地，脊柱向前屈曲，造成椎体前缘骨折），根据前章所述"逆损伤机制"原则，治疗固定时应当保持脊柱过伸位，维持复位效果，使"陷者能起，曲者可直"。

由于攀索叠砖法治疗时病人大多疼痛难忍，难以接受，操作困难，临床较少运用。我们采用的仰卧位骨盆牵引法，原理与攀索叠砖法同，胸腰骨折部垫枕既可复位又保持脊柱过伸，同时具备了不需反复搬动病人，操作简便，病人易于接受，疗效可靠，无并发症的优点。

通木（器六）

【原文】

用杉木宽三寸，浓①二寸，其长自腰起上过肩一寸许，外面平整，向脊背之内面刻凹形，务与脊骨膂^②肉吻合，约以五分（分去声）度之，第一分自左侧面斜钻二孔，右侧面斜钻二孔；越第二分至第三分、四分、五分，俱自左右侧面各斜钻一孔。用宽带一条，自第一分上左孔穿入，上越右肩，下胸前，斜向左腑下绕背后，穿于第一分右次孔内；再用一带自第一分上右孔穿入，上越左肩，下胸前，斜向右腋下绕背后，穿入第一分左次孔内，两带头俱折转紧扎木上；第三分、四分亦以带穿之，自软肋横绕腹前，复向后穿入原孔内，紧扎木上；第五分以带穿入孔内，平绕前腹，复向后紧扎木上，切勿游移活动，始于患处有益。凡用此木，先以绵絮软帛贴身垫之，免致疼痛。

　　用法释义：凡脊背跌打损伤，膂骨开裂高起者，其人必伛^③偻难仰。法当令病者俯卧，再着一人以两足踏其两肩，医者相彼开裂高起之处，宜轻宜重，或端或拿，或按或揉，令其缝合，然后用木依前法逼之。

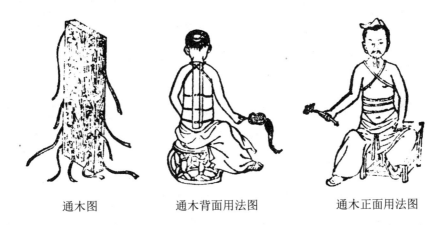

通木图　　　　　通木背面用法图　　　　　通木正面用法图

【提要】

阐述通木法的使用方法及适用范围。

【注释】

①浓：稠密；厚；多。此处为厚之义。

②膂：脊梁骨。

③伛：曲也。

【白话文】

所谓的通木治疗法就是用一块长度从病人腰部至超过肩部一寸左右、宽约三寸、厚约两寸的杉木，将外面磨平整，内侧刻制成凹型，务必与背部脊柱形态相吻合。大致平均分为五块，第一块从左、右侧面各斜钻两孔；经过第二块到第三、四、五块，各从左、右侧面各斜着钻一孔。用一条宽布条扎带，从第一块上左孔穿入，上超越右肩部，下到胸前，斜着向左腋下绕到背后，再穿入第一块右边孔内；再用一条扎带从第一块上右孔穿入，上越过左肩，下到胸前，斜着向右腋下绕到背后，导入第一块的左边孔内，扎带两头都转折紧紧系在木头上；第三、第四块都用扎带穿过孔，自软肋横绕腹部前面，再向后穿入原孔内，系在扎木上；第五块用扎带穿入孔内，平绕前腹，然后向后紧紧系在扎木上，不要让扎带活动，这样做对于患处很有好处。凡是用了这种方法，先要用棉絮、软布帛贴身垫住，以免摩擦病人皮肤发生疼痛。

用法释义：凡是脊背跌打损伤等外伤、脊柱开裂凸起的骨折病人，一般弯腰难以仰卧。所以治法是先让病人俯卧，再让助手两脚踏着病人两侧肩部，医生面对患处开裂高起的地方，对症用轻柔或重按手法，或是端法、拿法，或是按法、揉法，让错缝吻合，然后用前面所述通木法固定。

【解读】

中医治疗脊柱骨折历史悠久，文献中记载方法较为丰富，器械更具脊柱形态特征，前人发明了通木疗法，疗效独特，至今在民间仍有使用，但其结构与制作已大有不同。在临床实际应用中，有的学者作了如下改进：①增加了通木的长度与宽度；②在外形上保证并加大了胸腰椎的过伸位；③在布带固定时，使用宽布带固定双肩、胸廓上部及骨盆，取消了腹部固定带；④增加木板中部布带，有利于翻身护理。

腰柱（器七）

【原文】

腰柱者，以杉木四根，制如扁担形，宽一寸，厚五分，长短以患处为度，俱自侧面钻孔，以绳联贯之。

用法释义：凡腰间闪挫岔气者，以常法治之。若腰节骨被伤错笋[①]，膂肉破裂，筋斜伛偻者，用醋调定痛散，敷于腰柱上，视患处将柱排列于脊骨两旁，务令端正；再用蕲艾，做薄褥覆于柱上，以御风寒；用宽长布带，绕向腹前，紧紧扎裹。内服药饵，调治自愈。

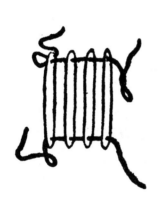 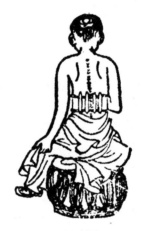

腰柱图 　　　　　　　　　　腰柱用法图

【提要】

阐述腰柱法的使用方法及适用范围。

【注释】

①错笋：指关节错位。

【白话文】

所谓的腰柱治疗法就是用四根杉木板，每根制作成扁担形状，宽约一寸，厚约五分，长短根据病人伤处为度，都从侧面钻孔，用绳子穿过系起。

用法释义：凡是腰部闪挫岔气等外伤的病人，用常规方法治疗。如果腰部椎间关节错位，脊柱旁肌肉破裂，筋肉歪斜，身体屈曲不能伸直的病人，用醋调定痛散，敷在腰部，根据受伤部位将腰柱固定在脊柱骨两旁，一定要让其固定端正；再用蕲艾，将薄被褥覆盖在腰柱上，以抵御风寒；用宽长的布带，向前绕向腹部，紧紧包扎。内服中药，调养治疗后可以痊愈。

【解读】

腰柱和通木对脊柱损伤固定的疗效可靠，它较元代危亦林治脊椎骨折用大桑皮及杉皮等材料固定有了改进。这种腰柱和通木用作固定的力学作用，与近代矫形外科用石膏固定治疗胸腰椎骨折的原理有相似之处。有的医者取法于腰柱和通木的原理，制成夹板治疗胸腰椎骨折，二十余年来，也取得了优良疗效。

竹帘（器八） 杉篱（器九）

【原文】

竹帘者，即夏月凉帘也，量患处之大小长短裁取之。

用法释义：凡肢体有断处，先用手法安置讫①，然后用布缠之，复以竹帘围于布外，紧扎之，使骨缝无参差走作②之患，乃通用之物也。

杉篱者，复逼之器也。量患处之长短阔狭、曲直凸凹之形，以杉木为之。酌其根数，记清次序，不得紊乱，然后于每根两头各钻一孔，以绳联贯之。有似于篱，故名焉。但排列稀疏，不似竹帘之密耳。

用法释义：凡用以围裹于竹帘之外，将所穿之绳结住，再于篱上加绳以缠之，取其坚劲挺直，使骨缝无离绽脱走之患也。盖骨节转动之处，以骨节甚长之所，易于摇动，若仅用竹帘，恐挺劲之力不足，故必加此以环抱之，则骨缝吻合坚牢矣。

【提要】

阐述竹帘及杉篱法的使用方法及适用范围。

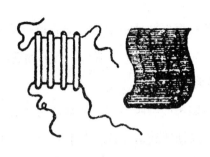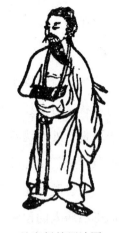

杉篱、竹帘　　　　　　　竹帘杉篱用法图

【注释】

①讫：用在动词后表示动作已经完成。相当于"了"。

②走作：犹言"移位"。

【白话文】

所谓的竹帘，就是夏天使用的凉帘，需测量伤处所需要的大小长短裁剪使用。

用法释义：凡是四肢有骨折的地方，先用手法整复，然后用匝布缠绕，再用竹帘围在匝布外面，紧紧捆扎，使得骨错缝没有参差移位。竹帘是骨折固定经常使用的器物。

所谓的杉篱，就是复位后固定的器物。测量伤处所需要的长短宽窄及曲直凹凸的外形，用杉木制作。根据伤处情况酌情选择根数，记清楚排列次序，不能弄紊乱，然后在每根两头各钻一个孔，用绳子绑扎。形态像篱笆，所以由此命名。但是杉篱排列比较稀疏，不像竹帘那么致密。

用法释义：杉篱可以围裹在竹帘的外面，先用杉木穿过的绳子固定打结，再在杉篱外另加绳缠绕，取其坚韧挺直之功，使得骨错缝不会有移位之隐患。因为关节转动的地方，以及所固定的长骨，容易发生摇动导致移位，如果仅仅使用竹帘，怕它的坚挺之力量不足，所以用这种方法环绕固定，那么固定后骨缝吻合就会很牢固了。

【解读】

杉篱是古代正骨外固定工具。系根据伤肢的形状、患部的长短宽狭，用杉木条编成竹篱状（每个杉木条两头各钻一小孔，以绳联贯，其形如篱，故名），用以固定患肢骨折处。现多用"小夹板"代替。

由于四肢骨折初期患肢易肿、中期患肢肿胀易消，非常容易造成患肢周径的变化，再加上患肢（尤其是上肢）活动比较多，这样就非常容易造成扎带的松动，从而影响病人的预后。所以即使在今日临床多用小夹板固定，针对无法做到每日都能前来复诊调整扎带松紧度的病人，编者都常常在小夹板固定的基础上，外面用宽绷带轻轻包裹缠绕患处，以取到辅助固定的效果，究其本质，和杉篱本质相仿。

抱膝（器十）

【原文】

抱膝者，有四足之竹圈也。以竹片作圈，较膝盖稍大些须，再用竹片四根，以麻线紧缚圈上，作四足之形，将白布条通缠于竹圈及四足之上。用于膝盖，虽拘制不致痛苦矣。

用法释义：膝盖骨覆于楗[①]、骱[②]二骨之端，本活动物也。若有所伤，非骨体破碎，即离位而突出于左右，虽用手法推入原位，但步履行止，必牵动于彼，故用抱膝之器以固之，庶免复离原位，而遗跛足之患也。其法将抱膝四足，插于膝盖两旁，以竹圈辖住膝盖，令其稳妥，不得移动，再用白布宽带紧紧缚之。

【提要】

阐述抱膝法的使用方法及适用范围。

【注释】

①楗：读作 jiàn，指股骨。又名"髀骨"、"大腿骨"。

②骱：读作 héng，是形声字。本意是胫骨上端。

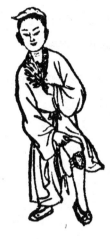

抱膝图　　　　　　　　　　　抱膝用法图

【白话文】

所谓的抱膝圈，就是有四根"足"状的竹圈。先用竹片做成圈状，较髌骨外形稍微大一些，然后用四根竹片，用麻线紧紧缠绕竹片圈上，做成像四根"足"的外形，将白布条完全缠绕在竹圈及四足上。用于固定膝部髌骨，虽然病人感受拘束制约但不至于痛苦。

用法释义：髌骨覆盖于髌股关节面之上，本来就是能够活动的籽骨。如果受到损伤，不是骨折破碎，就是左右突出半脱位。虽然用手法复位入原位，但是病人走路活动时，必然会牵动此骨，此时用抱膝圈用以固定髌骨位置，这样就能避免发生再次脱位，而产生跛足的后遗症。使用抱膝圈的四足，插于膝盖两旁，用其中竹圈压住固定住膝盖，让其稳定，不能移动，再用白布宽匝带紧紧包扎。

【解读】

髌骨骨折如果是骨折移位不大的裂纹骨折，或是稳定的纵行骨折，在采用石膏或是下肢夹板固定的同时，往往可在髌骨处采用抱膝圈辅助固定，以防骨折再移位。抱膝圈现改用双股铁丝环绕成圈，再用纱布条包裹，绷带缠绕成圆形。

目前临床上抱膝圈外固定方法，可以按照伤肢膝关节肿胀程度选用大小合适的抱膝圈，肿胀明显者先外敷活血散瘀膏，再卷上数层棉纸，然后将抱膝圈套在髌骨骨折处，有错位分离者可行手法复位将其靠拢。在腘窝处分别采用绞链托板或平底板布鞋软底，保持膝关节于伸直位，不可屈曲，将抱膝圈带固定于腘窝托或鞋软底上。根据肿胀消退程度进行调整，每日1次，且更换外敷药，可以获得良效。

经　义

击仆损伤应刺诸穴经义

【原文】

《素问·缪刺论》曰：人有所堕坠，恶血留内，腹中满胀，不得前后，先饮利药。此上伤厥阴之脉，下伤少阴之络，刺足内踝之下，然谷之前血脉出血，刺足跗上动脉。不已，刺三毛各一痏，见血立已。左刺右，右刺左。

〖注〗此言恶血为病，有缪①刺之法也。人因堕坠，致恶血留内，腹中满胀，前后不通，当先用利药。如上伤厥阴肝经之脉，下伤少阴肾经之络，当刺内踝之下，然谷之前，有血脉令出血者，盖以此属少阴之别络，而交通乎厥阴也，兼刺足跗上动脉，即冲阳穴，乃胃经之原也。如病不已，更刺三毛上大敦穴左右各一痏，见血立已。缪刺者，左刺右大敦，右刺左大敦也。但足跗动脉，上关冲脉、少阴、阳明三经，只宜浅刺，不可出血不已也。

【提要】

阐述外伤瘀血的六经辨证依据及针灸要点。

【注释】

①缪：为交叉之意。

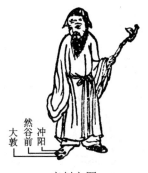

应刺穴图

【白话文】

人由于堕坠跌伤，瘀血停留体内，使人发生腹部胀满，大小便不通，要先服通便导瘀的药物。这是由于坠跌，在上伤了厥阴经脉，在下损伤了少阴经的络脉。针刺取其足内踝之下、然谷之前的血脉，刺出其血，再刺足背上动脉处的冲阳穴；如果病不缓解，再刺足大趾三毛处的大敦穴各一针，出血后病立即就缓解。左病刺右边，右病刺左边。

【解读】

本篇介绍了病在络脉而采用的右病取左、左病取右的缪刺法。马莳说：邪客于各经之络，则左痛取右，右痛取左，与经病异处，故以缪刺名篇。缪刺法治疗的是病在络脉的疾病。"先饮利药"者，先宜饮利瘀血之药。"然谷之前"指的是少阴之络也。"出血"指的是出瘀血，瘀血出则病安。

【原文】

《灵枢·寒热病》曰：身有所伤，血出多，及中风寒，若有所堕坠①，四肢懈惰②不收，名曰体惰，取其小腹脐下三结交。三结交者，阳明太阴也，脐下三寸关元也。

〖注〗此言身有所伤，血出多者，及中风寒者，破伤风之属也。或因堕坠，不必血出，而四肢懈惰不收者，皆名体惰也。关元，任脉穴名，又足阳明、太阴之脉皆结于此，故为三结交也。

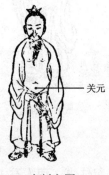

应刺穴图

图中标注：关元

【提要】

阐述外伤失血并中风寒的临床表现及针灸要点。

【注释】

①堕坠：跌落。

②懈惰：松弛无力。

【白话文】

身体有外伤，出血较多，又中了风寒，或者因为高处跌落，不必有外伤失血现象，而伴有四肢松弛无力的症状，称之为体惰，可以针刺病人小腹肚脐下关元穴。因为它是足阳明胃经、足太阴脾经与任脉的交会穴，所以又称之为三结交穴。

【解读】

"四肢懈惰不收"即四肢不能动弹，也就是丧失了自主运动的功能，所以谓之"体惰"。然而这实际上是中枢神经系统发生了故障，也就是现代医学中的昏厥症。这种情况在古人又常称之为"尸厥"、"暴死"。关于导致昏厥的原因，主要列出以下三条：

（1）由于外伤所致出血过多。即今之出血性虚脱、休克。

（2）中风。即今之脑卒中。古人认为脑卒中是风邪所致，故命之曰"中风"。实际上，这个病名现在也很流行。

（3）从高处堕坠。即今之脑震荡、脑挫裂伤之类。凡见昏厥者，都属于比较危重的病证。

所谓的募穴，其实又是脏腑的根本点的意思，故关元本来就是三焦的根本点。三焦的本义其实是"三交"，是指输送营养物质的三条交通道路，三焦虽然从形式上可以分成上焦、中焦和下焦，但是在本质上仍然属于一个统一的脏器，而总名曰三焦，故三焦的根本点实际上就是三交集结为一交的那个点，此所以又称关元穴为"三结交"也。所谓"阳明太阴"，在这里代表整个消化吸收系统，是后天之本的意思。然而三焦的生理意义就在于输送消化吸收系统产生的全部营养，其实也就相当于发生后天原气，故三焦具有与阳明太阴同等的生理作用，所以三结交的这个点也就相当于整个的阳明太阴的根本点，故又谓之"三结交者，阳明太阴也"。

【原文】

《灵枢·厥病论》曰：头痛不可取于腧者，有所击堕，恶血在内，伤痛未已，可侧刺不可远取之也。

〖注〗经言恶血在内，头痛不可取其腧者，盖头痛取腧，以泄其气，则头痛可愈也。若有所击堕，恶血在内，而取腧以泄其气，则是血病治气矣，故勿取其腧焉。若所击仆之腘①肉伤痛不已，虽用刺法，亦只于所伤附近之侧刺之，以出在内之恶血而已。若仍按经远取诸腧，以疗头痛，则不可也。

【提要】

阐述外伤头痛的针灸要点。

【注释】

①腘：筋肉结聚的地方，俗称肉标。

【白话文】

有的头痛不可以取腧穴治疗，如被击伤或摔伤，致使体内有瘀血，内伤会导致疼痛不止。这种情况，可以在伤痛部位侧刺，不可选取远距离的腧穴刺治。

【解读】

瘀血聚集在内引起头痛者，医者不可以针刺病人远端腧穴。因为一般头痛病人通过针刺腧穴可以宣泄其壅阻之气机而愈，但是如果从高处坠落，瘀血阻滞脑络，针刺腧穴以期望能够疏泄其气，那就是病在血而治气了，所以不要针刺腧穴。如果筋肉结聚之处受伤疼痛较甚，即使用针刺法，也只能在受伤之处附近斜刺治疗，用以排出淤积在体内的离经之血。如果仍然按照取远侧腧穴的方法，用以治疗病人头痛，则不合适。

本篇标题所谓"厥病"，即出现意识障碍乃至于神志昏迷的一类危及神经中枢的疾病。曾经患有厥病的人又出现头痛，即谓之"厥头痛"。曾经患有厥病的人又出现心痛，即谓之"厥心痛"。我们知道导致神志昏迷或意识障碍的疾病有多种，而本篇作为专题讲述的"厥病"，乃是因于脑卒中所致，相当于西医学的心脑血管缺血性疾病，大概这也属于古代的常见病。

"初病在经，久病在络"，这句话出自清代名医叶天士的《临证指南医案》。他同时提出"经主气，络主血""初为气结在经则血伤入络"。在他看来，随着病程进展，病位会由浅入深，病情由轻到重。医家须根据这个理论初病治气，久病治血。

还有一种头痛不可用针刺方法治之，就是头部外伤所致的头痛。这种头痛多因于软组织瘀血或皮肉损伤，只宜局部敷药，针刺是没有用的。只有在外伤痊愈后仍头痛不已者（比如脑震荡后遗症），才可以针刺治之。然而由于不属于本篇所限定的"厥病"范围，所以也不必采用补下固本之法，只须针刺头痛局部即可，故云"可则刺，不可远取也"。

恶血已留复因怒伤肝经义

【原文】

《灵枢经·邪气脏腑病形》曰：有所堕坠，恶血在内，有所大怒，气上而不下，积于胁下，则伤肝。

〖注〗人因堕坠，血已留内，若复因大怒伤肝，其气上而不下，则留内之血，两相凝滞，积①于胁下，而肝伤矣。法当先导怒气，勿积①于肝，则肝可以无伤，然后饮以利药，以破恶血，则胁下无留血矣。

【提要】

阐述坠落伤而伴大怒伤肝的病机特点。

【注释】

①积：淤积。

【白话文】

从高处坠落跌伤，就会使瘀血留滞在内，又有大怒的情绪刺激，就会导致气上逆而不下达，那么和留置体内的瘀血相互凝滞郁阻，郁结于胸胁之下，而使肝脏受伤。

【解读】

这是"恶血归肝"理论，一般之人为诸脏皆可留瘀，而李东垣在《医学发明》中指出"恶血必归于肝"。"恶血"即"瘀血"，所以东垣的观点告诉我们瘀血与肝密切相关。肝藏血，胁为肝经部位，故瘀血多积于两胁、郁于腹而发胀痛。对于此类病证治法上应该先疏导肝之怒气，使其勿集聚于肝中，那么肝脏就没有损伤，然后给病人予以泄利之药，用来破除瘀血，那么胸胁之下就没有瘀血了。在临床上应当先疏肝气，然后根据情况实者下之、虚者调之。

击仆伤后入房伤脾经义

【原文】

《灵枢经·邪气脏腑病形》曰：有所击仆①，若醉入房，汗出当风，则伤脾。

〖注〗有所击仆，乃伤其外体也。如醉后入房，或汗出不知避忌当风，则邪客于肌肤，伤其内体矣，是皆伤脾之因也。

【提要】

阐述外伤醉酒行房事容易损伤脾气的临床病机。

【注释】

①击仆：病名，又名仆击，指突然仆倒。

【白话文】

突然仆倒损伤，就会损伤病人外在的身体。如果醉后入房，汗出而不知躲避正对风袭，就会导致邪气入侵肌肤，则易伤脾。

【解读】

人体头的前面、侧面、后面，分别属阳明、少阳、太阳经，邪气在人体正虚情况下，如劳倦、汗出时便趁虚而入，中经中络。根据侵袭部位的不同，邪气沿不同的经脉而循行，"中于面则下阳明，中于项则下太阳，中于颊则下少阳，中于膺背两胁，亦中其经"。当然，尽管邪气侵袭人体一般是从头面部开始的，但亦可在胸背两胁等部位入侵。这是因为阴阳经互相贯通，一旦受邪，可传至全身。病人劳倦汗出，腠理开而当风，则风邪夹湿犯于内，湿易困脾，则脾脏为湿困则损伤。

击仆损伤脉色经义

【原文】

《素问·脉要精微论》曰：肝脉搏坚而长^①，色不青，当病坠若搏，因血在胁下，令人喘逆。

〖注〗此言肝脉有刚柔，而病亦以异也。肝脉搏击于手，而且坚且长，其色又不青，当病或坠或搏，因血积于胁下，令人喘逆不止也。正以厥阴之脉，布胁肋循喉咙之后；其支别者，复从肝贯膈上注肺，今血在胁下，则血之积气上熏于肺，故令人喘逆也。

【提要】

阐述坠落伤者的脉象特点及临床表现。

【注释】

①搏坚而长：搏坚，指脉来应指搏击而坚挺；长，指脉体而言。搏坚而长，指脉端直以长，且按之有力，为邪气实的表现。

【白话文】

如果左关上肝脉搏而坚又长，搏击指下，其面色当青今反不青，应当是坠落伤胁下。因瘀血积于胁下，阻碍肺气升降，所以使人喘逆。

【解读】

脉要，切脉之大要。精微，言切脉之理精湛而微妙。本篇论述了如何运用四诊合参诊察疾病，以决死生之理。因其主要强调切脉之要至精至微，故篇名曰《脉要精微论》。坠落伤后瘀血，离经之恶血凝聚于肝，属于实证，则脉来搏击而坚挺；胸膈为气机之枢纽，气血运行不畅，则令人喘逆。正是因为足厥阴肝经，向上穿过膈肌，分布于胁肋部，沿喉咙的后边，向上进入鼻咽部，上行连接目系出于额，上行与督脉会于头顶部。一分支从肝分出，穿过膈肌，向上注入肺，交于手太阴肺经。现在瘀血聚集在胸胁之下，那么瘀血阻滞气机则循经犯于肺脏，这就是产生喘逆的病机。

【原文】

《金匮要略》曰：寸口脉浮，微而涩，然当亡血。若汗出，设不汗出者，其身有疮[1]，被刀斧所伤，亡血[2]故也。

〖注〗经言：夺血者无汗，夺汗者无血。盖二者皆当脉浮微而涩，今诊之如此，是有枯竭之象，而无汗出之证，非亡血而何？故知有金伤或击仆而亡血之证也。

又论曰：肝脉搏坚而色不变，必有击堕之事。因肉无破，则恶血必留胁下，兼致呕逆，依经针刺然谷、足跗，或三毛等穴出血，或饮利药使恶血开行，当自愈也。若脉浮微而涩，当知亡血过多，依经于三结交关元穴灸之，或饮大补气血之剂而调之，则病已矣。

【提要】

阐述金创伤者的脉象特点及临床表现。

【注释】

①疮：指金疮，刀斧、金刃等物所致经脉肌肤断伤的一类外科疾病。

②亡血：原意多由于大汗不止或吐泻过剧等致阳气突然衰竭的病理现象，亦可由亡阴发展而来，由于阴阳互相依存，阴液耗伤过度，阳气失其所依而散越，病人出现虚脱症状。吐血、衄血、便血、尿血等失血量较多，血气亏损也可称为亡血。

【白话文】

寸口脉浮微而涩，出现这种脉象，那么是亡血的缘故了。血汗同源，血汗大量耗损的病人脉象都应该浮微而涩。假设没有上面说的这些情形，也不出汗，如果身上有刀伤或者斧伤，就是被金刃所伤了，那么这也是亡血的一个原因，所以脉也是浮微而涩。

【解读】

中医学认为汗、血同源。如果病人寸口阳脉是微的，这种病人应当是由于汗吐泻太过导致。如果没有上述病情，可能就是外伤导致的体内瘀血，则也可出现亡血现象。如果左关上肝脉搏而坚又长，搏击指下，其面色当青今反不青，应当是坠落伤胁下，因瘀血积于胁下，阻碍肺气升降，所以使人喘逆。应该辨证针刺然谷穴、足跗部，或三毛等穴使得瘀血得以排出；或者口服下利之药使得瘀血从下解，可以治愈。如果出现脉浮微而涩，应该知晓病人血液丢失过多，应该艾灸三结交关元穴，或者服用大补气血之汤剂以控制病情。

"伤寒"下文说如果"病金疮，王不留行散主之"。王不留行化瘀定痛，蒴藋叶和桑白皮行气祛瘀，三者共奏行气祛瘀之功，且都是用它们的灰，以加强止血之效。凡是祛瘀药，要是变成灰，不但有化瘀的作用，同时也有止血的作用，后世的十灰散同理而得。

《灵枢经》骨度尺寸

头　部

【原文】

项发①以下至背②，骨长二寸半。（自后发际以至大椎项骨三节处也。）

【按】

头部折法：以前发际至后发际，折为一尺二寸。如发际不明，则取眉心，直上后至大杼③骨，折作一尺八寸，此为直寸。横寸法：以眼内角至外角，此为一寸，头部横直寸法并依此。

【提要】

阐述头部经穴的骨度尺寸。

【注释】

①项发：项后发际。

②背：除项骨之外，以第一节大椎骨为言也。

③大杼：大为小之对；杼即筘，古称椎骨为"杼骨"。此穴在较大的第一胸椎之旁，故名大杼。

【白话文】

头部折算法：项后发际向下至背骨第一节的大椎处长二寸半。从前发际到后发际，折算为一尺二寸。

【解读】

如果发际线不明显，则用眉心代替，向上方直（经头后）至第一胸椎棘突，折算为一尺八寸，这是头部的直寸。头部的横寸法是从眼内角到外角算作一寸。放在今日而言，一尺等于十寸，一寸约合 3.33 公分（厘米）。古时以骨节作标志定出度数，测量人体各部长短、大小，称骨度。用骨度方法量取穴位则称骨度折量定位法（骨度法）。即以体表骨节为主要标志折量全身各部的长度和宽度，定出分寸，用于经穴定位的方法。后世为了取穴方便，经过临床考察，在《黄帝内经·灵枢·骨度》的基础上，对部分尺寸作了某些修改。见下表。

部位	起止点	折量分寸	说明
头面部	眉间（印堂）到前发际正中	3	用于确定头部经穴的纵向距离
	前发际正中到后发际正中	12	
	后发际正中到第七颈椎棘突下（大椎）	3	
	前额两发角（头维）之间	9	用于确定头前部经穴的横向距离
	耳后两乳突（完骨）之间	9	用于确定头后部经穴的横向距离

胸腹部

【原文】

结喉①以下至缺盆中，长四寸。（此以巨骨②上陷中而言，即天突穴处。）

缺盆以下𩩲骬之中，长九寸。

胸围四尺五寸。

两乳之间，广九寸半。（当折八寸为当）

𩩲骬中下至天枢，长八寸。（天枢，足阳明穴名，在脐旁，此指平脐而言。）

天枢以下至横骨，长六寸半，横骨横长六寸半。（毛际③下骨曰横骨。）

【按】

此古数，以今用上下穴法参较，多有未合，宜从后胸腹折法为当。

【原文】

两髀之间，广六寸半。（此当两股之中，横骨两头之处，俗名髀缝。）

【按】

胸腹折法：直寸以中行为之，自缺盆中天突穴起，至岐骨际上中庭穴止，折作八寸四分。自𩩲骬上岐骨际下至脐心，折作八寸。脐心下至毛际曲骨穴，折作五寸。横寸以两乳相去，折作八寸。胸腹横直寸法并依此。

【提要】

阐述胸腹部经穴的骨度尺寸。

【注释】

①结喉：舌根之下，肺之上系，屈曲外凸者为结喉。

②巨骨：即上横骨，指喉前凹陷中，天突穴之外小湾处，横骨旁接锁骨。

③毛际：指宗筋（指前阴或专指阴茎）以上，或小腹以下横骨部位的阴毛处，下横骨俗称为盖骨。任脉由会阴穴上行毛际处，冲脉起于气街，气街即气冲穴，属足阳明经，在毛际两旁，所以阳明经血气盛则毛美而长，阳明经血气少则无毛。足厥阴肝的经脉与经筋入行毛际，足少阳胆经绕行于毛际。

【白话文】

喉结以下至两缺盆穴中央长四寸。缺盆穴以下至剑骨突长九寸。胸围约四尺五寸。两乳之间长约九寸半（应当折算为八寸比较恰当）。两乳中下至天枢穴，大约长八寸。天枢往下至横骨，长约六寸半，横骨横向长度约六寸半。

【解读】

胸腹部今人骨度分寸见下表。

部位	起止点	折量分寸	说明
胸腹胁部	胸骨上窝（天突）到胸剑结合（岐骨）	9	用于确定胸部任脉经穴的纵向距离
	胸剑结合（岐骨）到脐中（神阙）	8	用于确定上腹部经穴的纵向距离
	脐中（神阙）到耻骨联合上缘（曲骨）	5	用于确定下腹部经穴的纵向距离
	两乳头之间	8	用于确定胸腹部经穴的横向距离

背　部

【原文】

脊骨①以下至尾骶二十一节，长三尺。（脊骨，脊骨也，脊骨外小而内巨，人之所以能负任者，以是骨之巨也。脊骨二十四节，今云二十一节者，除项骨三节不在内。）

腰围四尺二寸。

【按】

背部折法：自大椎至尾骶，通折三尺，上七节各长一寸四分一厘，共九寸八分七厘；中七节各一寸六分一厘，共一尺一寸二分七厘；第十四节与脐平，下七节各一寸二分六厘，共八寸八分二厘，共二尺九寸九分六厘，不足四厘者，有零未尽也。直寸依此，横寸用中指同身寸法。

脊骨内阔一寸，凡云第二行夹脊一寸半，三行夹脊三寸者，皆除脊一寸外，净以寸半三寸论，故在二行当为二寸，在三行当为三寸半也。

【提要】

阐述背部经穴的骨度尺寸。

【注释】

①膂骨：也叫脊膂骨，俗名脊梁骨。督脉主脊，手阳明大肠经夹脊，手少阴心经与脊里细脉相连，足太阴脾的经筋附着于脊，足少阴肾的经筋与经脉贯于脊，足太阳膀胱经脉与经筋夹脊，其经筋分左右上项。

【白话文】

杼骨（第一胸椎棘突）向下至尾骶骨共二十一节，长三尺。（膂骨即第一胸椎棘突，椎骨棘突小而椎体较大，人体能够负重就是依靠椎体支撑的。脊柱骨共二十四个节段，现在说二十一节段的说法，这是把项骨三个节段排除在外。）腰围约长四尺二寸。

【解读】

背部骨度尺寸折算法：自杼骨到骶尾部长度折算为三尺，脊柱上七个节段各长一寸四分一厘，总共约九寸八分七厘；中七节段每个长约一寸六分一厘，总共一尺一寸二分七厘；第十四节和肚脐眼平齐，下七节段每个长约一寸二分六厘，总共八寸八分二厘，脊柱骨总共二尺九寸九分六厘。横寸用中指同身寸法。

背腰部今人骨度分寸见下表。

部位	起止点	折量分寸	说明
背腰部	第七颈椎棘突下（大椎）到腰椎	17	（待考证）
	肩胛骨内缘到后正中线	3	用于确定背腰部经穴的横向距离
	肩峰缘到后正中线	8	用于确定肩背部经穴的横向距离

侧 部

【原文】

自柱骨①下行腋中不见者，长四寸。（柱骨，颈项根骨也。）

腋以下至季胁②，长一尺二寸。（季胁，小肋也。）

季胁以下至髀枢③，长六寸。（大腿曰股。股上曰髀楗。骨之下，大腿之上，两骨合缝之所，曰髀枢，当足少阳环跳穴处也。）

髀枢下至膝中，长一尺九寸。

横骨上廉下至内辅④之上廉，长一尺八寸。（骨际曰廉。膝旁之骨，突出者曰辅骨，内曰内辅，外曰外辅。）

内辅之上廉以下至下廉，长三寸半。（上廉、下廉可摸而得。）

内辅下廉下至内踝，长一尺二寸。

内踝以下至地，长三寸。

【提要】

阐述侧部经穴的骨度尺寸。

【注释】

①柱骨：为颈椎的统称。又称天柱骨。

②季胁：又称季肋、软肋、橛（读决）肋。即胁下软肋的部分。

③髀枢：指髋关节部。又名髀厌、机。或指股部外侧最上方，股骨向外上方显著隆起的股骨大转子。

④内辅：即股骨下端的内侧髁与胫骨上端的内侧髁组成的骨突。外侧的名外辅，即股骨外侧髁与胫骨外侧髁组成的骨突。或指腓骨，又称外辅骨。

【白话文】

肩骨行至腋中尽处长四寸，腋部向下至软肋长一尺二寸，软肋向下至髀枢（髋关节环跳穴处）长六寸，髀枢向下至膝盖中央长一尺九寸。横骨（耻骨联合处）的上缘向下至膝内辅骨的上缘长一尺八寸，内辅骨上缘向下至内辅骨下缘长三寸半，内辅骨下缘向下至内踝骨尖长一尺二寸，内踝骨尖至足底长三寸。

【解读】

侧肋部今人骨度分寸见下表。

部位	起止点	折量分寸	说明
侧肋部	腋窝顶点到第十一肋游离端（章门）	12	用于确定肋部经穴的横向距离

四肢部

【原文】

肩至肘，长一尺七寸。

肘至腕，长一尺二寸半。（臂之中节曰肘。）

腕至中指本节①，长四寸。（臂掌之交曰腕。）

本节至末，长四寸半。（指之后节曰本节。）

膝以下至外踝，长一尺六寸。

膝腘以下至跗②属，长一尺二寸。（腘，腿湾也。跗，足面也。膝在前，腘在后。跗属者，凡两踝前后胫掌所交之处，皆为跗之属也。）

跗属以下至地，长三寸。

外踝以下至地，长一寸。

足长一尺二寸，广四寸半。

【按】

骨度乃《灵枢·骨度》之文，论骨之长短，皆古数也。然骨之大者则太过，小者则不及，此亦言其则耳。其周身手足折量之法，用前中指同身寸法为是。同身寸量法，详刺灸书中。

【提要】

阐述四肢部经穴的骨度尺寸。

【注释】

①本节：即指掌指关节或跖趾关节的圆形突起。手足指（趾）最上一节，即掌指关节与跖趾关节处。其前方称本节前；后方称本节后。

②跗：指足背，一名足跌，俗称脚面。跗骨是指足趾本节所有的骨。

【白话文】

肩峰至肘关节长一尺七寸，肘至腕关节长一尺二寸半，腕至中指本节（掌指关节）长四寸，中指本节至中指端长四寸半。膝向下至外踝骨尖长一尺六寸。膝腘窝向下至足跗两踝之周围所属长一尺六寸，跗属（足背）向下至足底长三寸。外踝以下至足底，长一寸。足部长约一尺二寸，宽约四寸半。

【解读】

四肢部今人骨度分寸见下表。

部位	起止点	折量分寸	说明
上肢部	腋前、后纹头到肘横纹（平肘尖）	9	用于确定臂部经穴的纵向距离
	肘横纹（平肘尖）到腕掌（背）侧横纹	12	用于确定前臂部经穴的纵向距离
下肢部	耻骨联合上缘到股骨内上髁上缘	18	用于确定下肢内侧足三阴经经穴的纵向距离
	胫骨内侧髁下缘到内踝尖	13	
	臀横纹到膝中	14	用于确定下肢外后侧足三阳经经穴的纵向距离
	股骨大转子到膝中	19	
	膝中到外踝尖	16	

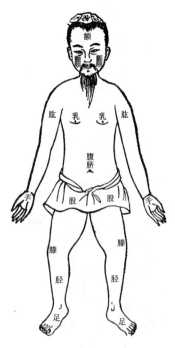

人身正面全图

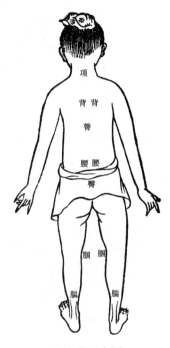

人身背面全图

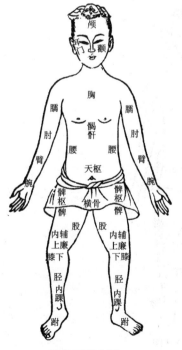

骨度正面全图

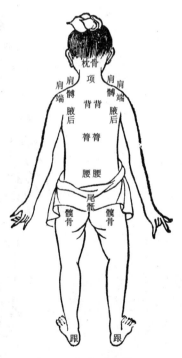

骨度背面全图

45

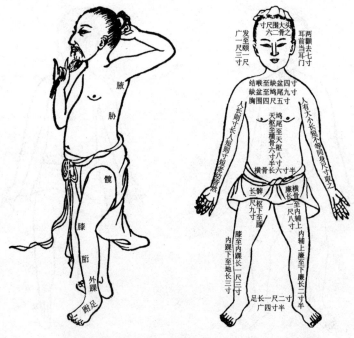

骨度侧面全图

骨度正面尺寸图

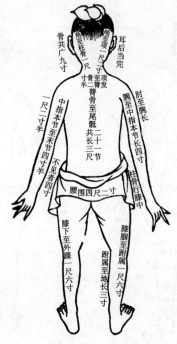

骨度背面尺寸图

补 遗

【原文】

十不治证：

颠仆损伤入于肺者，纵未即死，二七^①难过；左胁下伤透至内者；肠伤断者；小腹下伤内者；证候繁多者；伤破阴子^②者；老人左股^③压碎者；血出尽者；肩内耳后伤透于内者；脉不实重者。以上皆不必用药。

【提要】

阐述正骨治疗的禁忌证。

【注释】

①二七：十四，本文指十四天。

②阴子：睾丸。

③股：膝以上通称股。俗称大腿。

【白话文】

如果病人因颠仆翻腾等外伤损伤了肺脏的，即使病人当时没有立即死亡，十四天内也容易死亡；左胁肋下穿透伤的病人；肠断裂的病人；小腹部损伤伤及内部脏器的；原发病众多又有外伤的；睾丸破裂的病人；老年人大腿部压碎伤的病人；大量出血病人；肩内耳后穿透伤的病人；重病脉象不实的病人。对于以上病证都不是药物所能治疗的。

【解读】

古代由于医疗条件的限制产生了棘手的病证。以下分开叙述。

颠仆伤肺者，今谓之严重肺挫裂伤。当强大的暴力作用于胸壁，使胸腔容积缩小，增高的胸内压力压迫肺脏，引起肺实质出血及水肿；当外力消除，变形的胸廓弹回，在产生胸内负压的一瞬间又可导致原损伤区的附加损伤。

主要病理改变为肺泡和毛细血管损伤并有间质及肺泡内血液渗出及间质性肺水肿，使肺实质含气减少而血管外含水量增加，通气和换气功能障碍，肺动脉压和肺循环阻力增高。病理变化在伤后 12～24 小时呈进行性发展。肺挫伤往往合并其他损伤，如胸壁骨折、连枷胸、血胸、气胸及心脏和心包损伤，所以难治。

左胁肋下穿透伤的病人。人类的心脏位于胸腔中部偏左下方，其体表投影在左胸前壁第五肋间隙锁骨中线内侧 0.5～1.0cm 处，故在此处可看到或摸到心尖搏动。心底较宽，有大血管由此出入，朝向右后上方，与食管等后纵隔的器官相邻。穿透伤极易损伤心脉而见死证。

肠破裂的病人。肠破裂指在腹部遭受暴力作用时，肠壁发生的破裂。由于肠在腹腔中所占部位比胃大得多，因而腹部受伤后肠破裂机会比胃大得多，肠管破裂后，尤其是充满内容物的肠段，内容物进入腹腔，容易并发感染，为死证。

老人大腿部压碎伤的病人、大量出血病人、原发病众多（又有外伤的）病人、重病脉象不实的病人。老人下肢大腿部骨折，由于出血较多，对本就年老体弱的老年人而言是一次重大打击，况且老人本就原发病多，古代缺乏有效的输血手段，导致预后不佳，为死证。

肩内耳后穿透伤的病人。耳后为脑，肩内为肺，开放性脑外伤及肺开放伤即使在现在也很难治，故为死证。

睾丸位于阴囊内，体表外，是男性最容易被攻击的部位。两者损伤常同时存在。闭合性损伤较多见，如脚踢、手抓、挤压、骑跨等。开放性损伤除战争年代外，平时较少，如刀刺、枪弹伤等。睾丸损伤的程度可以是挫伤、破裂、扭转、脱位，严重时睾丸组织完全缺失。睾丸损伤时疼痛较为剧烈，预后较差，虽不致命，但影响繁育，故为不治。

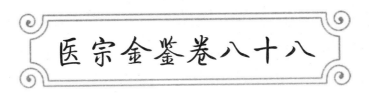

头面部

巅顶骨

【原文】

巅者，头顶也。其骨男子三叉缝，女子十字缝，一名天灵盖，位居至高，内函脑髓如盖，以统全体者也。或碰撞损伤，如卒然而死[①]，身体强硬[②]，鼻口有出入声气，目闭面如土色，心口温热跳动者，此证可治。切不可撅拿[③]并扶起盘坐，盖恐惊乱之气上冲，或从伤处或从七窍走泄，必伤性命也。惟宜屈膝侧卧，先将高醋[④]调混元膏，敷于顶上，以定痛消肿，活血拔毒；再将草纸卷点着，令烟气熏其口鼻。再燃煤淬入醋内，使热气熏蒸口鼻，如无煤之处，烧铁淬之亦可。以引五脏血脉，使之通和。待其口中呻吟有声，即以童便调八厘散温服，可以气转阳回，外用手法推按心胸两胁腋下腹上，并轻托内腕攒筋，频频揉摩，即掌后高骨，寸关尺诊脉处也。

【提要】

阐述巅部所在的部位、形态、功能，并对巅部损伤治疗进行系统论述。

【注释】

①死：意识模糊甚至丧失。

②强硬：僵硬，肌张力增高的一种表现。

③撅拿：撅，翘起；拿，抓住、握住。

④高醋：高浓度醋。

【白话文】

巅，是指人的头顶部。巅顶骨，男性呈"三叉形"骨缝，女性呈"十字形"骨缝；又俗称"天灵盖"，在人体最顶端。其形似盖，其内为脑髓，统领人体脏腑经络、形神意志。有人巅顶骨受到碰撞损伤，如果突然出现意识模糊甚至丧失、肢体僵硬、双眼紧闭、面色如土，但口鼻仍然有呼吸声、虚里温热有起伏，是可救治的。此时切忌晃动病人、并扶病人盘腿而坐，因为惊则气机逆乱，气往上冲，如上冲之气往伤口或者七窍走泄，一定会伤及性命。只宜让病人屈膝侧卧，先用高醋调和混元膏，敷在头顶，用来定痛消肿、活血祛毒；再把草纸卷点着，用卷纸烟熏口鼻；然后将燃烧的煤炭淬入醋中，使热气熏蒸口鼻，如无煤炭，淬铁取热气也可以。这样能引导五脏血脉通畅和缓。等到病人发出呻吟声，立即温服童子尿调和的八厘散，可以回阳救逆。同时推拿病人心胸、两胁、腋下及腹部，并且轻托内腕攒筋，反复揉按，该处位于手桡骨茎突内侧即医者脉诊部位。

【解读】

巅顶骨即颅骨的顶部，由后侧双顶骨和前侧的额骨构成，文中所述"三叉缝"及"十字缝"实指成人闭合后的前囟，一般而言男性由于头围较大故成"三叉缝"，女性由于头围较小故成"十字缝"。巅顶骨为脑之外壁，其受伤宜伤及脑髓。中医学认为脑主精神意识，脑为元神之府，元神为生命的枢机，故"脑不可伤，若针刺时，刺头，中脑户、人脑立死"（《素问·刺禁论》），因此头部外伤容易伤及脑部，脑部受伤，导致元神外泄，故容易出现"卒然而死、身体强硬"等表象。

【原文】

夫冲撞损伤，则筋脉强硬，频频揉摩，则心血来复，命脉流通，即可回生。常服正骨紫金丹，复外用散瘀和伤汤，洗去前敷之混元膏，再换敷混元膏。服丸药后，或大便色黑干燥，此乃肠胃存有瘀血，或有耳聋者，俱服加减苏子桃仁汤，以逐瘀血、健脾胃、养精神，兼用导气通瘀锭①塞于耳中。饮食宜素粥汤饮，忌气怒、油腻、面食。卧处宜净室，勿令人喧乱。若伤重已死者，用白布缠头，以木棍轻轻拍击足心，再提发令其直正，安定颈骨，舒其筋络，外敷混元膏，内服紫金丹。若坠车马损伤巅缝者，其斜坠而下，多在左，而少在右，因右手利便而然也，其治法同碰撞诸伤。如顶骨塌陷，惊动脑髓，七窍出血，身挺僵厥②，昏闷全无知觉者，不治。

【提要】

阐述巅部损伤的治疗方案。

【注释】

①锭：药物制成的块状物。

②僵厥：僵硬厥冷。

【白话文】

冲撞损伤会导致（脑髓损伤）筋骨脉络僵硬，不断地按摩内腕攒筋，能够使心血复生，脉道通利，血流通畅，便可以恢复生机。苏醒之后内服正骨紫金丹，用散瘀和伤汤洗去先前外敷的混元膏，再次外敷混元膏。内服紫金丹之后，如出现干燥黑便（因胃肠有瘀血），或者出现耳聋，二者都可内服加减苏子桃仁汤，以活血逐瘀、健脾益胃养神，耳聋者可同时用导气通瘀锭塞于耳道内。饮食宜素粥汤饮，服药期间忌怒、忌油腻食物、忌面食。起居宜安静，周围不要让人喧哗吵闹。如果损伤严重已经昏迷者，用白布缠头，用木棍轻轻拍击足心，提其束发让其躺正，固定颈椎，舒其经络，再外敷混元膏，内服紫金丹。如果是从车马上跌落，损伤巅顶骨缝处时，大部分伤及左侧，而右侧较少，这是因为多数人是右撇子（故而右侧更为轻便灵活）的原因，这类损伤的治疗方法与前述方法一致。如果颅骨塌陷变形，伤到里面的脑组织，七窍（双眼、双鼻、双耳、口腔）流血，深度昏迷，意识、心跳丧失的病人，是没有办法救治的。

【解读】

对于颅骨损伤的救治，首先判断是否伤及脑部，判断的依据为病人对光反射是否存在、心脏及颈动脉有无搏动，如果有则说明病人心脉尚未受损，可先将病人复苏。古人复苏方法一般用疼痛刺激法，文中所述白布缠头，以木棍轻轻拍击足心，实则为外治法中的振梃法，凡是头部外伤而筋肉骨骼未断裂的病人，即使瘀血闭阻发生肿痛，都可以治疗。可以先用手法端提牵引颈项部筋骨，然后用布绕头部两三层缠紧，再用木棒轻轻拍击足心，使得五脏的气机上下宣通，瘀血开散，则其不会痹阻心脉，那么病人心神就能安宁。

现代救治可用体外按压等心肺复苏之方法，复苏后应将病人头部抬高，可将床头抬高 15°～30°，以免颅内感染或积气。治疗上可用温阳散瘀止血之混元膏外敷患处，并用活血祛瘀、行气止痛、开窍醒神之八厘散口服。

如果病人昏迷，如原文所述，不能马上扶其坐起来，因病人此时心脑供血不足，再让他坐起，导致脑供血更加不足。不论身处何处，都要想尽一切办法，尽快将病人送往医院治疗。若伤重可出现七窍（双眼、双鼻、双耳、口腔）流血、深昏迷（对光反射消失）、意识丧失、心跳骤停，此为病危凶险之象，预后很差。

混元膏

【原文】

治打仆损伤，骨碎筋翻，瘀血凝聚；消青紫肿痛等证。

羚羊血（五钱） 没药（五钱） 漏芦（三钱） 红花（三钱） 大黄（二钱） 麝香（三钱）升麻（三钱） 白及（五钱） 生栀子（二钱） 甘草（二钱） 明雄黄（五钱） 白蔹（三钱）

共为细末，用高醋熬成膏，敷于顶上。

【提要】

混元膏，功用温阳行气，祛瘀止血。主治跌仆瘀损、骨断筋伤。《医宗金鉴》原著中为治疗跌打外伤基础的外用膏药。

【方歌】

> 混元羚没栀红花，漏芦升麻草麝香。
>
> 白及白蔹明雄黄，高醋调和敷顶上。

八厘散

【原文】

治跌打损伤，接骨散瘀。

苏木面（一钱） 半两钱（一钱） 自然铜（醋淬七次，三钱） 乳香（三钱） 没药（三钱） 血竭（三钱） 麝香（一分） 丁香（五分） 番木鳖（油炸去毛，一钱）

共为细末，黄酒温服，童便调亦可。

【提要】

八厘散活血祛瘀，行气止痛，温阳开窍。主治跌打损伤、骨折瘀肿伴昏迷等急证。原著中常用八厘散治疗头面部及胸部创伤后伴有意识障碍的病人。

【方歌】

> 八厘血竭半两铜，苏木乳没丁香番。
>
> 活血散瘀能止痛，温阳醒神服之瘥。

【医案助读】

急性软组织损伤 从 2001 年 8 月～2002 年 4 月潘继荣用八厘散治疗四肢急性软组织损伤 50 例。与跌打丸对比。总疗效：治疗组治愈 27 例，显效 17 例，有效 6 例，无效 0 例，愈显率 88%；对照组治愈 13 例，显效 14 例，有效 18 例，无效 5 例，愈显效率 54%。两组愈显率比较有非常显著性差异，治疗组疗效优

于对照组。［潘继荣. 八厘散治疗急性软组织损伤 50 例观察. 实用中医药杂志，2003，19（8）：405.］

正骨紫金丹

【原文】

治跌打仆坠闪错损伤，并一切疼痛，瘀血凝聚。

丁香　木香　瓜儿血竭　儿茶　熟大黄　红花（各一两）　当归头　莲肉　白茯苓　白芍（各二两）　丹皮（五钱）　甘草（三钱）

共为细末，炼蜜为丸，每服三钱，童便调下，黄酒亦可。

【提要】

本方行气逐瘀，活血止痛，温中和胃。主治跌仆摔坠、闪错扭伤等证，并治一切因瘀血凝结所致之疼痛。此方为损伤后活血消肿止痛最基本方，常和定痛散等使用以增加其止痛之功。

【方歌】

> 正骨紫金治骨伤，丁香木香血竭茶。
>
> 大黄红花归莲肉，白茯白芍丹皮草。
>
> 行气活血消肿痛，跌打损伤皆可愈。

【医案助读】

1. 腰椎增生性脊柱炎　强某，男，58 岁，干部。1982 年 5 月 14 日初诊。主诉：腰痛 1 年，加重 3 个月。病人 50 年代腰部有宿伤。1981 年 5 月因搬物不慎，扭伤腰部，当时疼痛不著，次日腰痛加重，活动受限，经针灸、理疗、服中药等治疗无效，疼痛逐日加剧，并向左下肢放射，麻痛相兼，徒步困难，一次连续走不到三十步。经某医院拍片示：腰椎 1～5 明显骨质增生，腰 2、3 间左侧骨刺生长已形成骨桥。检查直腿抬高试验：左侧约 50°，右侧约 70°，腰椎自 2～5 两侧广泛压痛，以左侧压痛为重。

诊断为腰椎增生性脊柱炎。遂给内服正骨紫金丹一料，早晚各服 10g，每周配合按摩治疗 2 次。2 周后，腰腿疼痛明显改善，并一次连续行走约 250 米。继续治疗 2 个月后，腰腿症状消失。一年半后随访，疼痛再未复发。

2. 半月板损伤　刘某，女，46 岁，农民。1982 年 3 月 8 日初诊。主诉：右膝关节疼痛 8 个月，加重 1 个月。病人 1981 年 7 月 4 日从房顶跌下，扭伤右膝关节，疼痛剧烈，不能行走，在某院诊断为右膝关节半月板破裂合并内侧副韧带损伤。经中西药治疗效果不佳，并时有交锁现象出现，来我院诊治。检查：右膝关节内侧轻度肿胀，股四头肌轻度萎缩，膝关节内侧间隙和胫骨内侧髁压痛；膝关节侧向试验：内侧疼痛加重，外旋、外展、伸直时疼痛并有响声。诊断同上。遂内服正骨紫金丹一料，早晚各服 10g。服药 3 周后，疼痛减轻，活动范围明显增加，并能做轻体力劳动。嘱续服上药。至 4 月 18 日复诊时，疼痛基本消失，活动正常，并已参加正常的体力劳动，嘱其再服一料巩固疗效。一年半后随访，疼痛已消失，活动正常。

[杨忠. 胡树安老中医运用正骨紫金丹的经验. 陕西中医，1986，（9）：400.]

散瘀和伤汤

【原文】

治一世碰撞损伤，瘀血积聚。

番木鳖（油炸去毛）　红花　生半夏（各五钱）　骨碎补　甘草（各三钱）　葱须（一两）

水五碗煎滚，入醋二两，再煎十数滚，熏洗患处，一日十数次。

【提要】

本方活血祛瘀，散结止痛。主治磕擦碰撞、跌仆损伤所致瘀血凝聚等证。本方为外洗散瘀消肿基础方，常和万灵膏结合使用以增加消肿功效。

【方歌】

散瘀和伤水醋煎，红花木鳖共生甘。

葱须碎补生半夏，熏洗诸伤数次瘥。

【医案助读】

桡骨远端骨折 方法：将桡骨远端骨折病人 60 例按随机抽签法分为 2 组各 30 例。对照组采用手法复位小夹板联合石膏托固定治疗；治疗组在对照组治疗基础上加用散瘀和伤汤外洗配合功能性锻炼。散瘀和伤汤外洗：番木鳖（油炸去毛）、红花、生半夏各 15g，骨碎补、甘草各 9g，葱须 30g。上药用水 1L 煎滚，加醋 60g，再煎十数滚，熏洗患处。每天 10～15 次功能锻炼：熏洗过程中，需用健手先将患侧手指依次伸直和屈曲，然后双手相对，手指交叉相扣，对患腕在能耐受的疼痛范围内，主被动屈伸、旋转。每次熏洗过程中至少锻炼 50 次。观察 2 组病人腕关节功能恢复和疼痛情况临床疗效。

结果：腕关节治疗优良率治疗组为 93.133%，对照组为 76.67%，2 组比较，差异有显著性意义（$P<0.05$）。经治疗 2 组 VAS 评分均下降（$P<0.05$），治疗后 2 组 VAS 评分比较，差异有显著性意义（$P<0.05$）。2 组骨折愈合时间比较，差异有显著性意义（$P<0.05$）。治疗组并发症发生率为 6.67%，低于对照组的 23.33%（$P<0.05$）。

结论：桡骨远端骨折病人应用手法复位小夹板联合石膏托固定治疗，并实施散瘀和伤汤外洗配合功能性锻炼，可有效缓解病人疼痛，加速骨折愈合，促进腕关节功能恢复。[毛琦，龚志锋，吴元元，等. 散瘀和伤汤外洗配合功能性锻炼治疗桡骨远端骨折临床观察. 新中医，2015，47（1）：126－128.]

加减苏子桃仁汤

【原文】

治瘀血内聚，心经瘀热，大肠不燥①者。

苏子（三钱） 苏木（末，一钱） 红花（一钱） 桃仁（炒） 麦冬 橘红（各三钱） 赤芍 竹茹 当归（酒洗，各二钱）

水三盅，煎一盅，渣二盅，煎八分，温服。

【提要】

加减苏子桃仁汤，功专活血祛瘀，清热凉血。主治瘀血内结、郁而化热、大肠干燥证。本方多用于以瘀结为主的病人，可与疏血丸合用以增强化瘀之功。

【注释】

①大肠不燥：此应为传抄手误，结合方意，应该为大肠干燥。

【方歌】

苏子桃仁汤润肠，麦冬赤芍竹茹归。

红花苏木能消瘀，加减陈皮水煮尝。

导气通瘀锭

【原文】

专治耳聋奇方。

用不去油巴豆一个，斑蝥三个，麝香少许，以葱涎、蜂蜜和捻如麦粒形，丝棉裹置耳中，响声如雷，勿得惊惧。待二十一日，耳中有脓水流出，方可去锭，奇妙无比。

【提要】

本方拔毒去腐，消癥散结，主治脓毒壅聚，为治疗耳聋特效方。本方巴豆攻逐癥结，消聚散坚；斑蝥辛、寒、有毒，破血逐瘀；麝香芳香走窜，善行气活血。诸药并举，共奏消癥散结之功。

【方歌】

导气通瘀耳聋方，巴豆斑蝥蜂蜜藏。

麝香少许能消瘀，脓水流出妙非常。

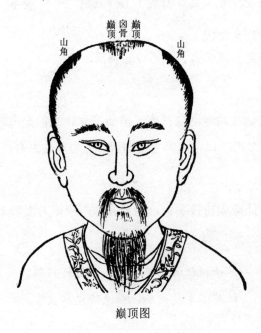

巅顶图

囟 骨

【原文】

囟骨者，婴儿顶骨未合，软而跳动之处，名曰囟门。或跌打损伤，骨缝虽绽，尚未震伤脑髓，筋未振转。其形头项浮光，面虚眼肿，鼻大唇翻舌硬，睡困昏沉，肉虽肿而未皮破出血者，宜扶起正坐，即以葱汁合定痛散，敷于伤处；再以毛头纸①蘸醋贴药上，烧铁熨斗烙纸上，以伤处觉热疼、口中有声为度。去药贴万灵膏，三日一换。待疼止思食，始揭去膏，以和伤汤洗之，则风除肿散，血活气理矣。肉破出血者，即用马屁勃②灰先止其血，次用榆树皮灸熨法；内服人参紫金丹，以健脾胃提元气，止渴生津，增长精神，强壮身体，令筋血和通为要。忌发物火洒③，戴抽口穿带布帽，以避风寒，不可出房。若肉破血流不止，骨陷筋翻，必损脑髓，身软屈手筋强，气息无声，则危笃难医。若破痕触冒寒风者，不治。

马屁勃俗名狗头灰，产口外④者佳。

【提要】

介绍囟骨的特点及外伤处理方案。

【注释】

①毛头纸：也叫东昌纸，是一种纤维较粗，质地松软的白纸，多用来糊窗户或包装。

②马屁勃：即马勃，性平味辛，干燥的子实体。主要用作局部止血药，俗名狗头灰，产口外者佳。

③火洒：汉族民间居住的风俗，流行于广西东部、东南部，屋主择吉时将一盆旺火搬进新屋。

④口外：指长城以北地区，包括内蒙、河北北部的张家口、承德大部分地区，但不包括东北三省。

【白话文】

囟骨，由于婴儿顶骨没有完全闭合，（骨缝之间）软而跳动之处，称之为囟门。如果病人遭受跌打损伤，骨缝虽然有缝隙，但没有伤及大脑，肌肉软组织没有受到翻转。病人表现为头颈部无力像漂浮在空气中一样，头面眼睑部浮肿，鼻孔增大（呼吸不畅），口唇外翻舌头僵硬，昏昏欲睡（嗜睡），周围软组织虽然肿胀，但皮肤没有破损出血的，宜将病人扶起端坐，立刻以葱汁调匀定痛散，外敷在患处；再用毛头纸蘸醋贴在药上，将烧好的铁熨斗烙在纸上，以病人感觉伤处发热疼痛、口中发出声音为度。把定痛散拿掉后改贴万灵膏，每三日换一次。等到病人疼痛消失、想进食以后才揭掉万灵膏，用和伤汤外洗患处，此时外邪祛除，肿胀基本消退，气血已经通畅。如果病人为渗血的开放性创口，立即用马勃灰洒在伤口处止血；再隔榆树皮在患处灸熨；内服人参紫金丹，以健脾养胃提升元气、生津止渴、振奋精神、强壮身体，使得筋脉血液调和、运行通畅最为关键。忌食辛辣油腻发物及烈酒，戴好口罩帽子，避风寒，不要离开起居室。如果皮肤破损血流不止，囟门塌陷，软组织错位，一定会损伤脑髓，出现身体瘫软、角弓反张、气息低微衰弱，那么病势危急难以医治。如果有开放性创伤又感受风寒，那么无法医治。

【解读】

囟门指婴幼儿颅骨结合不紧所形成的颅骨间隙。有前囟和后囟之分。前囟是额骨和顶骨之间的菱形间隙，后囟是顶骨和枕骨之间的三角形间隙。囟骨受伤，多因外在暴力导致，伤势较重。首先要判断脑髓有无损伤，如果没有，则病人可能出现"头项浮光，面虚眼肿，鼻大唇翻舌硬，睡困昏沉"等脑震荡表现，所谓"形伤肿、气伤痛"，外在暴力致伤必定气滞血瘀。因此，治疗原则为理气活血。

现今临证，对于囟骨损伤病人，如果为开放伤，首先进行清创缝合，因为头部血运丰富一般较少发生感染。治疗时注意健脾养胃提升元气，保证气血运行通畅。如果伤及脑髓，出现身软屈手筋强、气息无声等表现，应该高度怀疑伴有脑挫裂伤，这是暴力作用于头部造成脑组织器质性的损伤，其损伤易发生在着力点的部位和对冲部位（如枕部着力，易致额头、额叶眶面和颞部的损伤）。脑挫裂伤有与脑震荡相似的临床表现，但程度较重。如果脑部因急性创伤并出现颅内活动性出血，可能出现颅内压增高的三大主症：剧烈头痛、喷射样呕吐、视乳头水肿。这时很难控制病情，救治几率很少。

熨法，古人指烧铁熨斗烙在药纸上置于患处，现可用布包裹炒热的药物或用特制的熨引器，热熨人体的特定部位。熨法作用是借助药性及温煦作用，直接作用于患处或有关部位，使气血通畅，以达到治病或缓解病痛的作用。

定痛散

【原文】

治一切打仆风伤，定痛消肿，舒筋和络。

当归　川芎　白芍　官桂（各一钱）　三柰①（三钱）　麝香（三分）　红花（五钱）紫丁香根（五钱）　升麻（一钱）　防风（一钱）

共为细末，老葱捣汁合敷患处，再用熨法。

【提要】

本方定痛消肿，舒筋和络。主治一切跌打外伤，为主要的消肿止痛外用方剂。

【注释】

①三柰：又叫沙姜、山辣，为根状茎。辛；温；归胃经。功能行气温中，消食，止痛。用于胸膈胀满，脘腹冷痛，饮食不消。

【方歌】

定痛四物去地黄，官桂丁香及麝香。

升麻防风能透毒，老葱捣汁熨仆伤。

【医案助读】

1. 新鲜骨折　目的：探讨祛瘀定痛散外敷治疗骨折早期肢体肿胀的临床疗效。

方法：实验组共 580 人次，均为 2013 年 6 月至 2015 年 6 月在我院住院的骨折病人，均为随机抽取为实验组，实验组从入院后即给予祛瘀定痛散外敷治疗。

结果：经敷药后，敷药后肢体周径=敷药前肢体周径有 24 人次，敷药后肢体周径＜敷药前肢体周径 556 人次，敷药后肢体周径＞敷药前肢体周径 0 人次，有效率 100%。3 天肿胀消退 54 人次，4 天肿胀消退 136 人次，5 天肿胀完全消退 390 人次，临床治疗有效率 100%。实验组平均消肿时间 3～5 天，对照组消肿时间 5～7 天。

结论：四肢皮下脂肪层薄，将药物外贴于皮肤，利用皮肤的吸收作用，药物可以直达病变部位，能更好地发挥药物作用，收到事半功倍的效果。[张丽，任琼琼. 祛瘀定痛散外敷治疗骨折早期肢体肿胀的临床研究. 世界最新医学信息文摘，2016，16（30）：117.]

2. 踝关节扭伤 某某，男，32 岁。单位篮球比赛中不慎扭伤右踝部，当即坐地，疼痛难忍，继之肿胀渐增，在单位医院按踝关节扭伤服用三七伤药片治疗，1 天后无明显好转而来求治。查：右踝部肿胀，外侧尤甚，有 5.5cm×4.7cm 皮肤青紫，周径较健侧增粗 2.7cm，跗骨窦处压痛明显。X 线拍片：右踝关节骨质未见异常。应用化瘀定痛散外敷，配合弹力带外翻固定。5 天后肿消瘀散痛减，继用药 5 天后肿痛全消，下床活动，行走自如，仅劳累后局部轻度肿胀酸痛。继用药固定 3 天，诸症尽消，去除固定，恢复正常工作。[张晶，杜景华，杜双庆. 化瘀定痛散合弹力带固定治疗踝关节扭伤. 四川中医，2003，21（11）：85 − 86.]

灸熨法

【原文】

此法专以灸熨肉破血出诸伤。盖因血液津渍潮润，以树皮隔之，方灸熨也。先以榆树皮安患处，再以老葱捣烂，并蕲艾、止痛散和匀，置树皮上，连灸五次毕，以软绢包裹。戴抽口布帽，系紧带子，谨避风冷。

【提要】

本法专治皮肉出血伤口诸证，常结合止痛散使用。

【白话文】

灸熨法，这是专门用灸熨皮肤来治疗皮肤破损出血的各类创伤。因为伤口被血液浸润，用树皮隔开，才能灸熨。先将榆树皮安放于患处，再把老葱捣烂以后混合蕲艾、止痛散，贴在榆树皮上，接连灸熨 5 次，用软绢包裹伤口，戴好有抽绳的帽子，系紧帽袋，注意防止受风受冷。

【解读】

灸熨法，即隔物灸法，通过对创口的持续温灸，以达到温经敛创止血的目的。对于皮破出血，出血已止，但创口湿润的病人，常用定痛散混合艾绒再施行灸法。今对于此类病人，一般外敷解毒生肌消炎的生肌散，内服清热解毒的八宝丹，促进创面愈合。

万灵膏

【原文】

治跌打损伤，消瘀散毒，舒筋活血，止痛接骨如神，兼去麻木风痰、寒湿疼痛等证。

鹳筋草[①]　透骨草　紫丁香根　当归（酒洗）　自然铜（醋淬七次）　瓜儿血竭　没药（各一两）　川芎（八钱）　赤芍（二两）　半两钱（醋淬，一枚）　红花（一两）　川牛膝　五加皮　石菖蒲　茅山苍术（各五钱）　木香　秦艽　蛇床子　肉桂　川附子（制）　半夏（制）　石斛　草薢　鹿茸（各三钱）　虎胫骨（一对）　麝香（二钱）

上除血竭、没药、麝香三味，各研细末另包外，共二十三味。先将香油十斤微火煨浸三日，然后将群药入油内，熬黑为度，去滓加黄丹五斤再熬，将至滴水成珠离火，俟少时药温，将血竭、没药、麝香下入，搅匀取起，出火气。

【提要】

万灵膏，主治跌打损伤，风湿痹痛。主治跌打损伤后期，经脉中陈瘀残留，或为风寒湿邪入侵，气血不得宣通，出现的酸、麻、胀、痛，活动障碍者。针对筋骨软弱，气血不畅，风寒湿邪留滞的病理，而立行气活血、祛风寒湿、强筋壮骨之法。万灵膏是接骨续筋的外用主方，常合用正骨紫金丹以加强疗效。

【注释】

①鹳筋草：又名老鹳草，本品为牛儿苗科植物牛儿苗或老鹳草的地上部分。夏秋季采收。晒干。切段生用。功用祛风除湿，舒筋活络，止泻。用于风湿痹痛，肢体麻木，筋骨酸痛，湿热泻痢。

【方歌】

> 万灵膏治跌打伤，二草四物苍木香。
>
> 血竭麝香廿三味，接骨续筋第一方。

【医案助读】

颈椎病　目的：通过观察减味万灵膏配合推拿治疗颈椎病的临床疗效，为其在临床上运用提供理论依据，并为颈椎病的治疗提供一种疗效可靠、简单易操作以及具有中医特色的综合治疗方法。

方法：收集 2015 年 12 月至 2016 年 2 月，在广州中医药大学第一附属医院推拿科门诊部就诊的颈椎病病人。严格执行试验病例的诊断标准、纳入标准、排除标准，从中选纳 60 例病人作为受试对象，采取随机对照的方法，将病人随机分为减味万灵膏配合推拿治疗（实验组）和推拿手法治疗（对照组），每组各 30 人。实验组运用减味万灵膏配合推拿手法治疗，对照组仅用推拿手法治疗。两组均以 10 次为 1 个疗程，共计 1 个疗程。观察两组治疗前后疼痛、症状评分等相关参数情况，并使用统计软件 SPSS19.0 统计数据资料，分析减味万灵膏配合推拿治疗颈椎病的临床疗效。

结果：①两组疗效指标对比：实验组临床痊愈率 26.7%，显效率 46.7%，有效率 23.3%，总有效率 96.7%。对照组临床痊愈率 20.0%，显效率 33.3%，有效率 40.0%，总有效率 93.3%。两组总体疗效比较，$P=0.024 < 0.05$，差异有统计学意义，实验组疗效优于对照组。②两组疼痛评分、症状评分对比：两组治疗前各项指标比较均 $P > 0.05$，差异无统计学意义。疼痛评分：治疗后两组组间比较、各组组内比较、治疗前后组间差值比较均 $P < 0.05$，均有统计学意义。颈椎病症状分级量化表评分：治疗后，两组病人症状均有改善，经统计学分析，两组组内治疗前后、组间治疗后各项积分比较绝大多数 $P < 0.05$，有统计学意义。③安全性观察：课题在临床实施过程中注意手法操作的规范性，并在专家指导下进行，在整个研究中，未发现因手法作用引起的局部软组织损伤、脊髓、颈神经和病人意识、感觉、运动、睡眠、脉搏、心率、呼吸等的不良反应。未出现铅中毒反应及药物过敏。

结论：减味万灵膏配合推拿可以有效地治疗颈椎病，优于单纯推拿治疗效果。它为临床治疗提供了新的方式和思路，对多种方法综合治疗颈椎病提供了临床依据，且减味万灵膏配合推拿治疗无明显副作用，疗效好，无创伤，易操作，值得临床推广。[闫国梁.减味万灵膏配合推拿治疗颈椎病的疗效研究.广州中医药大学论文集，2016.]

人参紫金丹

【原文】

此丹提补元气，健壮脾胃，止渴生津，增长精神，和通筋血。被跌仆闪撞而气虚者，最宜服之。

人参（三钱）　丁香（一两）　五加皮（二两）　甘草（八钱）　茯苓（二钱）　当归（酒洗，一两）　血竭（一两）　骨碎补（一两）　五味子（一两）　没药（去油，二两）

共为细末，炼蜜为丸。每服三钱，早晚淡黄酒化服，童便化服亦可。

【提要】

本方具有补气健脾，和血舒筋之功。为素体气血亏虚，又遭受跌仆闪撞等创伤的首选方。

【方歌】

> 人参紫金用茯苓，归草丁香五加皮。
>
> 血竭没药五味子，再加骨碎炼蜜丸。

山角骨

【原文】

山角骨，即头顶两旁棱骨也。凡有跌打损伤未破者，不拘左右宣①肿硬，瘀血凝聚疼痛，或昏迷目闭，身软而不能起，声气短少，语言不出，心中忙乱，睡卧喘促，饮食少进者，宜内服正骨紫金丹②，外用灸熨如囟骨伤法。如肉破流血不止者，先用马屁勃灰止血，后以榆树皮盖伤处，以艾合定痛散③灸之。如伤重者，先服人参紫金丹④，后如前法。如损伤太重成破伤风⑤，不治。

正骨紫金丹_{见巅顶骨伤}见巅顶骨伤

定痛散　人参紫金丹_{俱见囟骨伤}俱见囟骨伤

【提要】

描述山角骨受伤症状及处理方法。

【注释】

①宣紫：青紫的面积较大。

②正骨紫金丹：本方行气逐瘀，活血止痛，温中和胃。主治跌仆摔坠、闪错扭伤等证，并治一切因瘀血凝结所致之疼痛。详见头面部－巅顶骨。

③定痛散：功效定痛消肿，舒筋和络。主治一切跌打外伤。详见头面部－囟骨。

④人参紫金丹：本方具有补气健脾，和血舒筋之功。主治跌仆闪撞、气血亏虚之证。详见头面部－囟骨。

⑤破伤风：古时又称"七日风"，是因为常常在伤后七日发病，基本等同于今日的破伤风，但这个病在古代是绝症，古代的人在受伤后常常穿很多衣服来预防。

【白话文】

山角骨，头顶两旁棱角处的骨骼，凡是跌打损伤没有伤口的病人，无论左右均可出现肿胀青紫，瘀血凝聚出现疼痛。如果出现昏迷、双目紧闭、肢软无力而无法起身、气短声微、言语不出、心慌神乱、卧位喘促、少用饮食的病人，适合内服正骨紫金丹，外用灸熨法，如前节所述。如果伤口破损流血不止的病人，先用马勃灰止血，再用榆树皮盖住伤处，用艾草调和定痛散熨灸患处；如果病情严重的病人，先服用人参紫金丹，再按照前述方法诊治。如果损伤过重出现破伤风，无法救治。

【解读】

山角骨，指头颅上长"角"的部位。相当于现代顶骨上下颞线部。位于头顶顶骨两旁凸起处。头为诸阳之会，而风邪善行，易上扰清空。山角骨伤口破损易受风邪侵扰，患破伤风。因此，伤口破损与否非常关键。重伤者，昏迷目闭，意识障碍，应该立即以益气固脱、散瘀止血之剂。如果素体虚弱，或是伤势太重则容易感染破伤风。

现今临证，破伤风其实为一感染性疾病，致病菌破伤风梭菌，为绝对厌氧菌，可通过污染伤口侵袭人体。本病以牙关紧闭、阵发性痉挛、强直性痉挛为临床特征。如感染破伤风未及时治疗，死亡率较高，平均病死率为20%～30%，重症病人高达70%，新生儿及老年人的病死率尤其高。影响预后的不利因素有：起病急；潜伏期短；在开放性骨折、深刺伤、严重烧伤、坏疽、流产等基础上发生者。主要致死原因为：窒息、肺不张、心力衰竭、肺栓塞。

凌云骨

【原文】

凌云骨，在前发际下，即正中额骨。其两眉上之骨，即俗名左天贤骨、右天贵骨①，两额角也。跌打损伤皮破，二目及面浮虚肿。若内损瘀血，上呕吐衄，气虚昏沉，不省人事，身软，面色干黄，遍身虚浮，躁烦焦渴，胸膈疼痛，脾胃不开，饮食少进，先服疏血丸，再以五加皮汤熏洗患处，敷乌龙膏，定痛消肿。

【提要】

描述凌云骨受伤症状及相关处理方法。

【注释】

①左天贤骨、右天贵骨：眉上左右两边的骨头，《骨空穴法》："天贤骨，无势无髓；天贵骨，眉上直目睛之右。"

【白话文】

凌云骨，在前发际下方，即正中额骨。为两眉之上，左侧俗称为天贤骨，右侧为天贵骨，都在两额角处。此处跌打损伤，容易导致毗邻双目及面部浮肿。如有颅脑损伤瘀血，呕吐鼻衄，气微昏沉，不省人事，肢软无力，面色干黄，全身浮肿，烦躁口渴，胸膈处疼痛，受伤后脾胃不和导致不欲饮食，先服用疏血丸，再用五加皮汤熏洗患处，之后外敷乌龙膏消肿止痛。

【解读】

凌云骨即额骨额鳞的额面，是颅前上部的一对膜化骨，组成颅骨的29块骨头之一。位于前额处，后上方紧接着顶骨，在人类头上联合成单个骨。由于该处靠近眼部，受伤后容易出现面浮虚肿等表现，如果伤及颅脑则如前所述出现不省人事、四肢瘫软、面色枯黄、全身浮肿的症状，此时先服用疏血丸以止血开胃，再用其他活血散瘀止痛之品。

疏血丸

【原文】

此药止血开胃。

百草霜（三钱）　好阿胶（蛤粉炒成珠）　藕节　侧柏叶　茅根　当归（酒洗，各一两）

共为细末，炼蜜为丸，如梧桐子大，每服五钱，早晚老酒送下。

【提要】

疏血丸功用凉血止血，健脾开胃。主治出血不止、脾胃不开之证，为创伤后有出血倾向的首选药。

【方歌】

> 凉血止血疏血丸，草霜阿胶当归身。
>
> 藕节侧柏白茅根，炼蜜为丸止血安。

五加皮汤

【原文】

此汤舒筋和血，定痛消瘀。

当归（酒洗） 没药 五加皮 皮硝 青皮 川椒 香附子（各三钱） 丁香（一钱） 麝香（一分） 老葱（三根） 地骨皮（一钱） 丹皮（二钱）

水煎滚，熏洗患处。

【提要】

本方舒筋和血，定痛消瘀。主治筋络不和之证。

【方歌】

> 五加皮汤和解功，当硝没椒及香附。
>
> 青丹地骨佐麝香，舒筋和血又消瘀。

【医案助读】

肢体疼痛证 笔者自 1988 年以来采用五加皮汤加减熏洗治疗肢体疼痛证 62 例，疗效满意。本组 62 例，骨折及软组织损伤中后期所致疼痛者 36 例，骨折手术后已解除外固定能作功能锻炼者 12 例，风寒湿痹证者 14 例，凡由骨折及软组织损伤或风寒湿邪引起的肢体酸胀疼痛、筋肉拘挛、麻木、关节功能欠佳、活动障碍等不适病人均可用五加皮汤加减熏洗治疗。治疗结果：本组 62 例，坚持治疗 1 个月后疼痛消失，随访 6 个月无复发者为显效，计 46 例，占 74.2%；治疗 2 个月后疼痛减轻者为有效，计 9 例，占 14.5%；治疗 3 个月后效果不明显者为无效，计 7 例，占 11.3%。总有效率为 88.7%。[吴利君. 五加皮汤加减熏洗治疗肢体疼痛症 62 例. 湖南中医杂志，1993，9（5）：34－35.]

乌龙膏

【原文】

此膏治跌打损伤，筋断骨折，肿硬青紫。

百草霜（三钱） 白及（五钱） 白蔹（三钱） 百合（五钱） 百部（三钱） 乳香（五钱）

没药（五钱） 麝香（一分） 糯米（炒，一两） 陈粉子（隔年者佳，炒，四两）

共为细末，醋熬为膏。

【提要】

本方功用消瘀止痛，续筋接骨。主治跌打损伤、骨断筋伤所致诸证，为损伤合并出血的常用止血方剂。

【方歌】

乌龙膏为止血方，二白三百合乳香。

陈粉麝没与糯米，醋熬为膏骨折康。

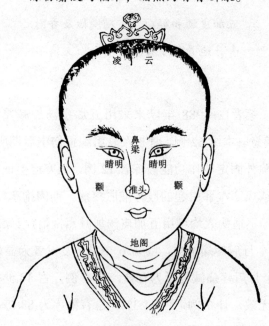

正面图

睛明骨

【原文】

睛明骨，即目窠四围目眶骨也。其上曰眉棱骨，其下曰頔骨[①]，頔骨下接上牙床。打仆损伤，血流满面者，敷刀疮药；焮痛瘀血者，敷混元膏[②]。如骨损者，内服八厘散[③]，忌生冷发物。偶食猪头肉者，必发，至一月后始愈。凡眼胞[④]伤损而瞳神[⑤]不碎者，可治。

【提要】

描述睛明骨受伤症状及处理方法。

【注释】

①頔骨：頔读 zhuō。頔骨为围成目眶下部的骨，其外即为颧骨。

②混元膏：功用温阳行气，祛瘀止血。主治跌仆瘀损，骨断筋伤。详见头面部－巅顶骨。

③八厘散：功用活血祛瘀，行气止痛，温阳开窍。主治跌打损伤，骨折瘀肿伴昏迷等急证。详见头面部－巅顶骨。

④眼胞：眼皮。

⑤瞳神：相当于瞳孔的部位，包括房水、晶状体、玻璃体等组织的合称。

【白话文】

睛明骨，即眼睛周围眶骨，眼眶上方称为眉棱骨，下方称为頔骨（颧骨），頔骨下接上牙床。此处跌打损伤，破损血流满面的病人，外敷刀疮药；焮痛红肿有瘀血的病人，外敷混元膏。如有骨损伤的病人，内服八厘散，忌食生冷、发物。一旦病人吃了猪头肉，一定会加重，要一个月时间才能恢复。凡是眼睑受损伤，而眼珠没有碎裂的病人是可以治愈的。

【解读】

本篇主要介绍了古人对睛明骨创伤治疗的分型论治。对于开放创口者，可外敷止血敛创、定痛护风的刀疮药；对于无外伤出血而有瘀血的病人，可外敷温阳行气、祛瘀止血的混元膏；对于有眶骨骨折的病人，可口服八厘散。古人认为猪头肉"多食则助热生痰，动风作湿，伤风寒及病初愈人为大忌耳"。

今人认为，眶骨骨折可能会损害视力，因为如产生血肿，会导致眶内压增高，压迫眼球、视神经及眼部血管。眶骨骨折如损伤附近肌肉，可能会导致复视或眼球运动受限。少数情况下，碎骨片可能压迫甚至切断神经、血管或肌肉，严重损害眼球的运动功能和视功能。若眶骨骨折影响了神经、肌肉或向后推挤眼球，一般需要做修复手术。如探查清楚骨折并未损伤重要组织，可采用小金属固定板和螺钉或金属片将折断的眶骨复位。

刀疮药

【原文】

治一切金刃所伤，敷之止血、收口、定痛、护风。

上白石膏（煅，一斤） 净板松香（水提过，一斤） 珍珠（豆腐煮过，五钱）

上三味，共研细末，和为一处，瓷罐收贮备用。

混元膏 八厘散俱见巅顶骨伤

【提要】

刀疮药主治刀剑金创，善止血敛创，定痛护风，为治疗锐器损伤的主要外用方剂。

【方歌】

> 刀疮药治金刃伤，石膏珍珠和松香。
>
> 止血护风兼敛创，刀剑金创第一方。

两颧骨

【原文】

两颧骨者，面上两旁之高起大骨也。打仆损伤，青肿坚硬疼痛，牙车紧急，嚼物艰难，鼻孔出血，两唇掀翻，内服正骨紫金丹^①，外以海桐皮汤熏洗，口漱荜茇散，坐卧避冷处。

【提要】

描述颧骨特征、受伤症状及处理方法。

【注释】

①正骨紫金丹：本方行气逐瘀，活血止痛，温中和胃。主治跌仆摔坠、闪错扭伤等证，并治一切因瘀血凝结所致之疼痛。详见头面部－巅顶骨。

【白话文】

两颧骨，为面部两侧高高突起的大骨。外受跌打损伤，导致局部青紫肿胀、发硬疼痛，牙关紧闭，咀嚼食物非常困难，鼻腔内有渗血，两唇翻开难以闭合，内服正骨紫金丹，外用海桐皮汤熏洗，口漱荜茇散，起居要避开寒冷的地方。

【解读】

颧骨和颧弓是面部比较突出的部分，故称为高起大骨，易受撞击而发生骨折。颧骨与上颌骨、额骨、蝶骨和颞骨相结，其中与上颌骨的联结面最大，故颧骨骨折常伴发上颌骨骨折，受伤即出现嚼物艰难。如伤及毗邻颞下颌关节，则出现青肿坚硬疼痛，牙车紧急，嚼物艰难。此时先内服正骨紫金丹以行气逐瘀活血、止痛，再外用海桐皮汤熏洗以活血散瘀、通络止痛，同时取荜茇散漱口以缓解口腔不适诸证，则病证可愈。

海桐皮汤

【原文】

专洗一切跌打损伤，筋骨骨错，疼痛不止。

海桐皮　铁线透骨草　明净乳香　没药（各二钱）　当归（酒洗，一钱五分）　川椒（三钱）　川芎（一钱）　红花（一钱）　威灵仙　白芷　甘草　防风（各八分）

共为粗末，装白布袋内，扎口煎汤，熏洗患处。

【提要】

本方具有活血散瘀，通络止痛之功效。主治一切跌打损伤，筋翻骨错，疼痛不止。近代应用治骨折、脱位、软组织损伤，骨科术后解除外固定、能进行功能锻炼者。常用此方煎液外洗，治疗风湿痹痛，效果理想。

【方歌】

> 海桐皮汤透骨草，乳没归防红花找。
>
> 川芎灵椒甘白芷，损伤风湿外洗好。

【医案助读】

1. 痛风性关节炎　刘某，男，36 岁。患痛风性关节炎 5 年余。足大跖趾红肿热痛，夜间为甚。曾常服芬必得，症状时好时坏，血尿酸偏高，近日左足跖趾红肿热痛为甚。邀余诊治，余嘱其停服上述西药。处方：海桐皮 15g，透骨草 15g，乳香 15g，没药 10g，川椒 6g，威灵仙 15g，当归 15g，红花 10g，防风 10g，白芷 10g，甘草 10g，忍冬藤 30g，泽兰 30g，山慈菇 15g。5 剂。水煎熏洗患处。每日 3 次，每次半小时。1 周后疼痛显着减轻，嘱其常用本方足浴。

2. 足跟痛　王某，男，53 岁。患双足跟痛 1 年余，行走困难，欲散步而不能。经 X 线示：跟骨骨刺。口服抗骨质增生丸、芬必得、壮骨关节丸，足跟痛时轻时重。近日夜痛不止，严重影响工作、生活、休息。查局部皮色未见异常，不红不肿，怕冷，遇寒加剧。治以海桐皮汤加穿山甲 10g，重用威灵仙 60g，加白酒 2 两，水煎趁热搓洗，浸泡双足。每日 2 次，每次半小时。1 周后足跟痛大大减轻。

3. 踝关节软组织挫伤 邓某，女，49 岁。工作中不慎而致右踝关节周围损伤，X 线片未见骨折。曾外用红花油，理疗 1 周，右踝关节周围红肿热痛，肿胀不消，行走困难，足不能穿鞋，活动受限。余治以海桐皮汤加大黄、芒硝适量，入白酒 1 两，水煎待温洗患处，每日 3 次。5 天后肿消痛止，康复如常。

4. 膝关节滑膜炎 林某，男，69 岁。患左膝关节肿痛 2 年余，家居牧区，以放牧为主，常自觉劳累，受凉后加剧。常服布洛芬、芬必得，外贴膏药，膝关节肿痛时轻时重，两次某医院骨科给予穿刺，抽积液后又见肿胀。诊时儿女搀扶就诊。左膝关节弥漫性肿大，皮色不变，关节活动受限，触之有摩擦感，并闻及摩擦音。风湿三项均正常，X 线片：左膝关节髁间突骨质增生。诊断为膝关节滑膜炎及退行性病变。中医辨证为劳损筋节，血瘀络阻，外受风寒湿。治以海桐皮加生川草乌、松节适量，磨为细末，入适量白酒上砂锅热，盛入布袋内包裹在膝部，每晚治疗 1 次。每次炒热，重复治疗，共治疗 1 个月，肿痛完全消失，关节摩擦感、摩擦音极其微弱。（笔者医案）

荜茇散

【原文】

荜茇　良姜　细辛（各一钱）

水三盏，煎一盏，漱口。

正骨紫金丹 见巅顶骨伤

【提要】

荜茇散功专辛温散寒，主治风寒湿邪痹阻所致痹痛诸证。本书主要用此方漱口以治疗口腔因跌打所致损伤。

【方歌】

荜茇散中辛良姜，煎药漱口治颞伤。

辛温大热散寒痹，温通经络效堪夸。

鼻梁骨

【原文】

鼻孔之界骨，名曰鼻梁骨；下至鼻之尽处，名曰准头。凡鼻两孔伤凹者可治，血出无妨。若鼻梁骨凹陷者，用当归膏敷贴；若两孔跌磕伤开孔窍，或金刃伤开孔窍，用封口药敷伤处，外以消毒定痛散贴之退肿；若鼻被伤落者，用缀法。

【提要】

描述鼻梁骨生理特征、受伤症状及处理方法。

【白话文】

两鼻孔分界的骨骼，命名为鼻梁骨；鼻梁骨的末端，称之为准头。如鼻孔外伤凹陷都是可以治疗的，鼻腔出血无妨。如鼻梁骨外伤凹陷者，用当归膏敷贴；如鼻孔外伤或是金属利刃损伤导致孔窍与外界相通，先敷封口药，再外敷消毒定痛散以消肿；如外伤后鼻部断落，用缀法连接。

【解读】

鼻部是面部最突出的部位，容易受外力所伤。古人对鼻外伤的处理方法，单纯骨折可用当归膏敛口生肌、拔毒止痛；鼻窍外伤有破洞，先用封口药活血祛瘀、行气止血、敛创封口，再敷消毒定痛散消肿止痛、生肌敛疮。古代由于冷兵器械斗，经常出现鼻骨部切割导致鼻部断落，多用缀法连接。文中神效当归膏是一种半固体的膏剂，吸水力较凡士林强，皮肤和创面可以吸收，现多用于烧伤创面修复治疗。

现今临证，鼻骨骨折仍是耳鼻喉科常见外伤（约占 50%），可影响面部的外形及鼻腔通气功能。可单独发生，严重者可合并头部其他部位外伤，导致相应部位结构及功能的异常。

封口药

【原文】

治跌打损伤，皮开肉破，及金刃伤割喉断耳缺唇、伤破肚皮、跌破阴囊皮等证，大效。

明净乳香　没药　儿茶　当归　杉皮炭（各一钱）　麝香（五厘）　片脑（一分）　猪狲疔叶（如无此叶，用葛叶毛藤子叶亦可，一钱）

上各另碾细末，称合和匀，入麝碾细，次入片脑研匀，瓷罐收贮听用。

【提要】

本方功专活血祛瘀，行气止血，敛创封口。主治跌打损伤、金刃伤割所致诸证。对于各种金创损伤造成的软组织破损伤，本方疗效佳。

【方歌】

封口药用乳没归，儿茶杉炭片脑裹。

麝香疔叶细细碾，金刃割伤效非常。

消毒定痛散

【原文】

治跌仆损伤，肿硬疼痛。

无名异（炒）　木耳（炒）　川大黄（各五钱）

共为末，蜜水调涂。如内有瘀血，砭去敷之；若腐处，更用当归膏敷之尤好。

【提要】

本方功用消肿止痛，行气散瘀。主治跌仆损伤伴肿硬疼痛诸证。本书常合封口药同用治疗切割破损伤。

【方歌】

> 消毒定痛消肿方，无名木耳川大黄。
>
> 消肿止痛兼散瘀，当归膏敷服之痊。

【医案助读】

踝关节扭伤 洪启东等用消毒定痛散治疗踝关节扭伤 105 例，疼痛肿胀、功能障碍得以改善。痊愈：疼痛、肿胀、功能障碍等症状、体征积分减少＞95%；显效：疼痛、肿胀、功能障碍等症状、体征积分减少＞70%，＜95%；有效：疼痛、肿胀、功能障碍等症状、体征积分减少＞30%，＜70%；无效：疼痛、肿胀、功能障碍等症状、体征积分减少不足 30%。治疗结果：痊愈 58 例，显效 39 例，有效 5 例，无效 3 例，总有效率 97.14%。105 例病人在治疗过程中，无皮肤刺激反应 89 例，出现轻度皮肤刺激反应 16 例（仅有局部瘙痒感，停药后消失），说明消毒定痛散外敷对皮肤刺激小，使用安全，疗效可靠。[洪启东，林志宏. 消毒定痛散治疗踝关节扭挫伤 105 例. 福建中医药，2014，45（4）：49，54.]

神效当归膏

【原文】

此膏敛口生肌，拔毒止痛，并诸疮毒气壅盛，腐化成脓。

当归　黄蜡（各一两）　麻油（四两）

上将当归入油煎令焦黑，去滓，次入黄蜡，急搅化放冷，以瓷器收贮，用时以旧绢布摊贴。一方用白蜡。

【提要】

本方功专敛口生肌，拔毒止痛。主治疮痈肿毒壅盛，已成脓之证。

【方歌】

> 神效当归生肌方，当归黄蜡各一两。
>
> 四两麻油煎令黑，绢布摊贴排脓强。

缀①法

【原文】

（耳伤落者同此）用人发入阳城罐，以盐泥固济，煅过为末，乘急以所伤耳、鼻蘸药，安缀故处，以软绢缚定，效。昔江怀禅师被驴咬落其鼻，一僧用此缀之如旧。

【提要】

详细描述缀法以及操作方法。

【注释】

①缀：缀是一个汉字，读作 zhuì/chuò，意思是指缝合、连缀，也指系结、连接。

【白话文】

缀法（耳朵受伤后脱落的病人同用此法），用人的头发放入阳城罐中，用盐和好的泥封好罐口加固。烧过之后，人发变成灰末，趁着（受伤后）立即用发灰蘸药在受伤的耳鼻处，将耳、鼻连接上去。用软布包缚固定，有疗效。以前，江怀禅师被驴咬落鼻子，一个僧人用这个方法把禅师的鼻子恢复如旧。

【解读】

由于古人缺少有效的缝合及无菌技术，即使用缀法预后依然较差。现今临证，离断组织再植能否成功，鼻部离断的时间及离断组织的妥善保管十分重要，受伤时间越短成功的机会越大。如果病人无条件立即手术，离断组织应妥善保管。正确的保存方法是：在相对无菌条件下轻柔地将离断组织洗干净，用无菌湿纱布包裹，再包无菌干纱布，放于无孔塑料袋置于容器内，容器周围放置冰块降温保存转运。妥善的冷藏保存可降低组织的新陈代谢、减慢其组织变性和防止细菌的滋生繁殖，为离断组织延长缺血时间，从而可提高再植成活率。离断组织不能浸泡在高渗、等渗、低渗液体及消毒液中。

一般而言，锐器离断伤的预后较好，与创面整齐、污染少、对位缝合较好有关。狗咬伤和人咬伤预后较差，分析其主要的原因与鼻部损伤较重、创面不整齐、感染发生机率高有关。同时显微血管外科的配合也是预后好坏的重要原因。

中血堂

【原文】

中血堂，即鼻内颏①下脆骨空虚处也。若被打仆损伤，血流不止，神气昏迷者，宜塞鼻丹塞于鼻中，外复以新汲②冷水，淋激头顶。视其人如气虚内服人参紫金丹③；如血瘀服苏子桃仁汤④。服后如血仍不止，饮食不进，气虚目闭面黄者，八日死。凡跌打损伤鼻梁骨者，无妨。

【提要】

阐述中血堂的位置、生理特征、受伤症状及处理方法。

【注释】

①颏：鼻梁、鼻根、眉心。

②汲：从井里打水，取水。

③人参紫金丹：本方具有补气健脾，和血舒筋之功。主治跌仆闪撞、气血亏虚之证。详见头面部－囟骨。

④苏子桃仁汤：功专活血祛瘀，清热凉血。主治瘀血内结、郁而化热、大肠干燥证。详见头面部－巅顶骨。

【白话文】

中血堂，即鼻梁下脆骨空虚处。如跌打损伤此处，血流不止，意识模糊，宜用塞鼻丹塞鼻中，外再用刚打的井水，迅速冲淋头顶以醒神止血。再对病人辨证论治，气虚为主的内服人参紫金丹，瘀血为主的服用苏子桃仁汤。服用后无法止血、不进食、气虚眼睛睁不开、面色黄的，八日之内会死亡。如跌打损伤了鼻梁骨，没有大碍。

【解读】

中血堂即鼻中隔前下部（即 Little's 区），因此部黏膜内有丰富的毛细血管丛，是鼻衄的好发部位。临床上 90% 的鼻出血发生在此区，故称"易出血区"。

本篇介绍了其损伤及处理原则，如有流血不止及意识模糊，先行气通窍、散瘀以止血，再用凉水激淋头顶，以醒神止血。随后针对气虚为主的病人以补气健脾，和血舒筋；针对瘀血为主的病人以活血祛瘀，清热凉血。现今临证，对于鼻中隔损伤严重病人可行鼻中隔成形术。

塞鼻丹

【原文】

此丹治跌打损伤，鼻中流血不止，神气昏迷，牙齿损伤，虚浮肿痛者，及一切衄血之证，皆可用之。

朱砂　麝香　丁香　乌梅肉　川乌　草乌　当归　三奈（各一钱）　乳香（三钱）　皂角（七分）

共为细末，用独头蒜泥为丸，以丝棉包裹，塞于鼻中。

人参紫金丹 见囟骨伤

苏子桃仁汤 见巅顶骨伤

【提要】

塞鼻丹行气通窍，散瘀止血。主治跌打损伤、出血不止等诸证，为治疗鼻腔跌打损伤的主要外用方。

【方歌】

> 塞鼻丹是鼻衄方，朱砂乌梅归乳香。
> 丁麝二乌三皂角，蒜泥为丸衄血康。

唇 口

【原文】

唇口者，司言食之窍也。如跌破击打上唇而拔缺者，用绢片一小条，从脑后扎向前来缚合，先用桑白皮捻线缝定，次以封口药①涂敷，次敷截血膏盖住封口药，不令开落，仍忌言语。如整下唇伤而拔缺者，以绢片从下颏兜缚，治同前法。

【提要】

描述唇口位置、生理特征、受伤症状及处理方法。

【注释】

①封口药：本方功专活血祛瘀，行气止血。主治跌打损伤、金刃伤割所致诸证。详见头面部－鼻梁骨。

【白话文】

口唇，是人体负责说话、吃饭的孔窍。如果跌倒或者是击打导致上唇缺损的病人，用一小条布绢，从头后扎向前方并在前方打结，先用桑白皮捻线缝好，再用封口药外敷在患处，然后用截血膏盖住封口药，不让它散开掉落，嘱咐病人不能说话。如果是整个下唇损伤而缺损的病人，用布绢从下颏绑住打结，治疗和上唇一样。

【解读】

古代口唇切割伤、撕裂伤多因遭受钝器、锐器或火器等外在暴力因素损伤。单纯的跌损伤较少见。损伤表现为出血、水肿。受伤未累及全层者（包括唇部皮肤、口轮匝肌、疏松结缔组织和黏膜），经缝合治疗可恢复功能和外形；若伤及全层者，由于口轮匝肌断裂、收缩，愈合后一般不影响功能，但外观会被误认为存在唇缺损；上下唇缺损超过 3/4 时，不仅影响外观，还会影响发音、进食。发生唇损伤时先用金刀损伤要药封口药外敷以活血祛瘀、行气止血，再用凉血止血、消肿止痛的截血膏外用以消肿止血。

截血膏

【原文】

治跌打砍磕诸证，能化血破瘀，退肿止痛。

天花粉（三两）　片子姜黄①　赤芍药　白芷（各一两）

上共为细末，茶调匀，敷疮口四围。

若头面伤，其血不止者，急用此药调涂颈上周遭。若手伤，则涂臂周遭。若伤足，则涂腿上。若伤各处，则涂疮口周遭，使截住其血不来潮作。若疮口肉硬不消者，此被风袭也，可加独活，用热酒调敷；如又不消，则风毒已深，肌肉结实，加紫荆皮末和敷，有必消之理。

封口药见鼻梁骨伤

【提要】

截血膏功专凉血止血，消肿止痛。主治意外跌倒、器物砍伤所致外伤出血病证。本书主要用截血膏治疗活动性出血的创口，为当时急救的必备药物。

【注释】

①片子姜黄：辛、苦，温。归肝、脾经。破血行气，通经止痛。用于血滞经闭，行经腹痛，胸胁刺痛，风湿痹痛，肩臂疼痛，跌仆损伤。

【方歌】

截血膏是止血方，花粉芷芍及姜黄。

风袭肉硬独活裹，风毒作祟荆皮康。

【医案助读】

踝关节扭伤 目的：观察截血膏治疗踝关节扭伤的临床疗效。

方法：将 80 例踝关节扭伤病人随机分为两组，治疗组以截血膏外敷，同时配合云南白药胶囊口服治疗（①组成及配制：天花粉 30g、赤芍 30g、姜黄 30g、白芷 30g 等，混合研制成粉剂，即成截血散；再用凡士林 70%、截血散 30%、醋 250g 调制成膏，备用。②外敷方法：根据损伤的部位大小，将棉垫涂上 5mm 厚的截血膏，直接贴于损伤部位，用绷带或透气胶布固定，每日 1 次）；对照组外用云南白药气雾剂，并口服云南白药胶囊。

结果：治疗组有效率＞95%，对照组治疗有效率 80%，治疗组有效率明显高于对照组（$P<0.05$）。

结论：应用截血膏外敷治疗踝关节扭伤，疗效确切，方法简便，经济安全，值得在临床推广。［吴金玉. 截血膏外敷治疗踝关节扭伤疗效观察. 中华中医药学会，中华中医药学会护理分会：第二届第二次中医护理学术交流会议论文汇编，2007：2.］

玉 堂

【原文】

玉堂在口内上腭，一名上含，其窍即颃颡[1]也。若被触刺伤于左右者，惟[2]肿痛而已；若触伤正中之孔，则上通于颏，必伤鼻孔之卷肉（俗名鼻须），或再犯空窍（俗名玉堂），则血流不止，以致鼻目皆肿，满面青紫，神倦头晕，四肢无力，痛连脑髓；若伤及会厌与上横骨，轻者易愈，重者即不能言；若痛连心膈，则昏迷沉重。急用腻粉冰片敷于纸上，贴肉破处，以止其血；内服正骨紫金丹[3]，以散瘀定痛，理气健脾，宁神定志；复用蟹黄血竭煎汤，日漱口二三十次。如气不舒和，饮食少进，日以柿霜、玉露霜、牛奶皮、奶饼、奶酥油、并炒糜子面诸物，以凉润将息之则愈。

【提要】

描述玉堂位置、生理特征、受伤症状及处理措施。

【注释】

①颃颡：hánq sǎng 音杭嗓，为咽上上腭与鼻腔相通的部位，亦即软口盖的后部，此处有足厥阴肝经通过。

②惟：只是。

③正骨紫金丹：本方行气逐瘀，活血止痛，温中和胃。主治跌仆摔坠、闪挫扭伤等证，并治一切因瘀血凝结所致之疼痛。详见头面部－巅顶骨。

【白话文】

玉堂在口腔上方，又名上含，其孔窍又叫颃颡，是咽上上腭与鼻腔相通的部位。如果触刺伤及玉堂两侧，只会肿胀疼痛；但是伤到孔窍，因上连于鼻腔，一定会伤到鼻孔卷肉，甚至伤及鼻腔，会血流不止，导致鼻眼肿胀，满脸青紫，头晕疲惫，四肢无力，头痛剧烈；如果伤到会厌和上横骨，轻伤可以治愈，重伤立即会失去言语功能。如果痛放射到心膈，会出现意识模糊，身体沉重。需要立即用纸敷轻粉和冰片贴皮损处以止血；内服正骨紫金丹活血散瘀止痛，理气健脾，安神定志；再用蟹黄、血竭煎汤，日漱口二三十次。如果气不顺，不思饮食，则每天进食柿霜、玉露霜、牛奶皮、奶饼、奶酥油及炒糜子面等，用凉润之品调理就可以痊愈。

【解读】

玉堂为人体部位名，指上腭。《伤科补要》卷二："玉堂，在口内上腭，一名上含，其窍即颃颡也。"颃颡指咽后壁上的后鼻道，是人体与外界进行气体交换的必经通路，相当于鼻咽部。现代医学将上颚骨分为水平部与垂直部两部分，水平部构成硬腭后 1/4，其外侧缘与上颌骨牙槽突共同构成腭大孔，两侧水平部的内侧缘在中线处相连。垂直部构成鼻腔的后外侧壁，其外侧面有翼腭沟，与上颌体内面和蝶骨翼突前面的沟，围成翼腭管。垂直部上缘有蝶突和眶突，两突间的凹陷为蝶腭切迹，蝶腭切迹与蝶骨体的下面合成蝶腭孔，翼腭窝经此孔通向鼻腔。

玉堂骨外面由于包含鼻唇沟，其中点穴位称之为"人中"，是常见的急救时按压使病人疼痛从而复苏的穴位，因此该处受到外伤的一个显著特征就是疼痛比较剧烈。对于该处的开放损伤，古人用开窍醒神、清热止痛的冰片粉末外用。口服以止痛为主治的正骨紫金丹；并用活血消肿的龙血竭汤漱口。如果食欲不振，一般以柿霜、玉露霜、牛奶皮、奶饼、奶酥油，并炒糜子面等流质饮食以促进脾胃消化。

地阁骨

【原文】

地阁骨，即两牙车相交之骨，又名颏，俗名下巴骨，上载齿牙。打仆损伤者，腮唇肿痛，牙车振动虚浮，饮食不进，目闭神昏，心热神乱，气弱体软。用布兜裹系缚顶上，内服大神效活络丹消瘀散，止痛和血，理气健脾；再嚼化[1]人参紫金丹[2]，搽固齿散，口漱荜茇散[3]，以去牙根肿痛；外贴万灵膏[4]。忌风寒冷物，戒气恼。

【提要】

描述地阁骨位置、生理特性、受伤症状及处理措施。

【注释】

①嚼化：中药学术语，口内溶化的服药方法。

②人参紫金丹：本方具有补气健脾，和血舒筋之功。主治跌仆闪撞、气血亏虚之证。详见头面部－囟骨。

③荜茇散：本方功专辛温散寒，主治风寒湿邪痹阻所致痹痛诸证。详见头面部－两颧骨。

④万灵膏：本方功专消瘀散毒，舒筋活血，止痛接骨。主治跌打损伤、风

湿痹痛等病证。详见头面部－囟骨。

【白话文】

地阁骨，两下腭骨相交之骨骼，又名颏，俗名下巴骨，上面承载牙齿。跌打外伤后，症见腮唇肿痛，牙龈松动，不能进食，眼睛睁不开，意识模糊，烦躁慌乱，气虚乏力。用布兜从下巴骨向头顶包扎，内服大神效活络丹以消瘀散、止痛和血、健脾行气；含化人参紫金丹，牙根擦固齿散，再用荜芨散漱口，以缓解牙根肿痛；外贴万灵膏。忌风寒、生冷之物，不能动气。

【解读】

地阁骨今又称之为下颌骨，其水平部分为下颌体，其垂直部分为下颌支，表层为骨密质，内部为骨松质，与颞骨关节凹组成颞下颌关节。下颌骨在颌面部骨骼中虽然面积和体积都大，但结构上却有几处薄弱环节。如下颌骨的髁突颈、下颌角、颏孔和正中联合等处，均为骨折的好发部位。

古人对于地阁骨损伤的病人，首先用布兜固定，使骨折不会发生再次移位；治疗初期以宣畅气血，通利经络为主；中后期以补气健脾，和血舒筋为主；外用药为固齿散及荜芨散。大神效活络丹又可称为大活络丹，因其祛冗疴、除风湿、开窍醒神、解痰化浊，现多用于中风及各类外周神经病证的治疗。

现今临证，下颌骨骨折常伴发口腔颌面部多发性软组织挫裂伤，通常需依据病人受伤的轻重度，施以相应的医治措施。针对合并脑外伤的病人，以抢救生命为主要救治目的。待病人无生命危险后，对口腔颌面部外伤施以修复措施。针对病情趋于稳定的病人，通常采取局部施治的办法，并在医治的同时，严密关注病人全身情况以及各项生命指标变化情况。

大神效活络丹

【原文】

此丹宣畅气血，通利经络，并风湿诸痹、口眼喎斜、半身不遂、行步艰难、筋骨拘挛、手足疼痛等证。

白花蛇（酒浸，焙）　乌梢蛇（酒浸，焙）　麻黄（去节）　防风　炙草　官桂　草豆蔻　羌活　玄参　天麻　藿香　何首乌　白芷　川黄连（各二两）　黄芪　熟地黄　川大黄　辽细辛　赤芍药　朱砂（水飞）　没药（去油）　乳香（去油）　直僵蚕（去黑嘴，炒）　天竺黄　败龟甲（酥炙）　丁香　虎胫骨（酥炙）　乌药　青皮　黑附子　白蔻仁（炒）　骨碎补　白茯苓　於白术（土炒）　当归（酒洗）　沉香（各一两）　全蝎（去毒）　葛根　威灵仙（酒浸，各二两五钱）　瓜儿血竭　犀角（各七钱五分）　麝香（五钱）　地龙（去土，五钱）　净松香（五钱）　两头尖　川芎（各二两）　京牛黄（二钱五分）　片脑（二钱五分）

共为细末，炼蜜为丸，金箔为衣，每丸重一钱，以蜡皮封裹。温酒送，随病上下，食前后服。

人参紫金丹　万灵膏俱见囟骨伤

固齿散见齿伤

荜茇散见两颧骨伤

【提要】

大神效活络丹宣畅气血，通利经络。主治气血亏虚，肝肾不足，内蕴痰热，中风瘫痪，口眼㖞斜，昏迷不醒；或风湿痹痛，经久不愈，关节肿胀、麻木重着、筋脉拘挛等证。

【方歌】

温里活血祛风湿，滋阴助阳益气血。

邪实正虚标本兼，中风瘫痪痿痹痉。

齿

【原文】

齿者，口龈所生之骨也，俗名曰牙。有门牙、虎牙[①]、槽牙[②]、上下尽根牙[③]之别。凡被跌打砍磕，落去牙齿者，只用补肌散敷之，并封口药[④]，内服破血药，以止其痛。其药只用水煎，不宜酒煎，此法颇收功效。如牙断跌磕砍伤牙齿未动者，用芙蓉膏涂之；如齿动者，用蒺藜根⑤烧存性为末，常揩搽之即牢，用固齿散时时揩之亦佳。

【提要】

描述齿特性、受伤症状及处置措施。

【注释】

①虎牙：突出的尖牙。

②槽牙：第一、二双尖牙，在虎牙两旁。

③尽根牙：第三大臼齿，俗称"智慧齿"。

④封口药：本方功专活血祛瘀，行气止血。主治跌打损伤、金刃伤割所致诸证。详见头面部－鼻梁骨。

⑤蒺藜根：性味苦、平，归肝经，主治行气破血。主牙齿外伤动摇。用法用量：外用，适量，研末搽。

【白话文】

齿，牙龈所生之骨骼，俗名牙，分为门牙、虎牙、槽牙、上下尽根牙。跌打损伤致牙齿掉落，只需用补骨散外敷加封口药，内服破血药，来缓解疼痛。汤剂只能用水煎服，不用酒煎服，这种治法非常有效。如果牙齿断裂但无松动，用芙蓉膏涂擦；如果牙齿有松动，用蒺藜根烧灰成末常涂擦，牙齿很快能够牢固，或者用固齿散常涂擦，效果也很好。

【解读】

牙齿是人体中最坚硬的器官，分为牙冠、牙颈和牙根三部分。又分为牙釉质（珐琅质）、牙本质（象牙质）、牙髓（神经腺）等。主要成分为羟基磷酸钙。牙齿松动可急性引起或慢性缓慢进展，可伴有牙齿疼痛不适，也可不伴有。对人造成的主要影响是咀嚼食物时感觉无力或不适。对于急性损伤者可用封口药及补肌散外敷，以散瘀止痛、敛创收肌。对于牙齿松动病人可以用蒺藜根烧存性为末，如《端竹堂经验方》所述："治打动牙疼，蒺藜根为末，日日揩之。"

补肌散

【原文】

止血除痛，辟风续筋骨，生肌肉。

地黄苗　地菘①　青蒿　苍耳苗　赤芍药（水煎取汁，各五两）　生艾汁（三合）

上五月五日、七月七日午时修合，以前药汁拌锻石阴干②，入黄丹三两，更杵为细末。凡有伤折出血，用药包封不可动，约十日可瘥，不肿不脓。

【提要】

本方功用止血除痛，接骨生肌。主治筋骨、肌肉不生等病证。

【注释】

①地菘：味苦，辛；性寒；归脾、肺经。清热，化痰，解毒，杀虫，破瘀，止血。主治乳蛾，喉痹，急慢惊风，牙痛，疔疮肿毒，痔瘘，皮肤痒疹，毒蛇咬伤，虫积，血瘕，吐血，衄血，血淋，创伤出血。

②阴干：将东西放在透风而日光照不到的地方，使其慢慢地干。

【方歌】

> 补肌地菘地苍苗，艾汁赤芍及青蒿。
>
> 止血除痛续筋骨，锻石阴干生肌妙。

芙蓉膏

【原文】

治打仆伤损，肿痛紫黑色，久不退者。

紫荆皮　南星（各一两）　芙蓉（二两）　独活　白芷　赤芍药（各五钱）

上共为末，用生姜汁茶清调温贴敷。伤损紫黑色久不退者，加肉桂五钱。

【提要】

本方主治跌仆摔倒所致局部肿痛瘀紫病证。

> 紫荆南星芙蓉膏，白芷独活赤芍药。
>
> 跌扑伤损肤紫黑，更加肉桂效堪夸。

固齿散

【原文】

骨碎补　牡鼠骨（煅灰）

共研细末，瓷罐收贮听用。

封口药见鼻梁骨伤

【提要】

固肯散主治齿龈不固、肿胀疼痛病证，为治疗牙齿松动的特效药物。

【方歌】

> 固齿散治齿不固，鼠骨煅灰骨碎补。
>
> 伤损及齿肿痛掳，瓷罐收藏贮听用。

【解读】

固齿散，功用补肾固齿，消肿止痛。本方中骨碎补补肾固齿、牡鼠骨消肿止痛。二药同用，能补肾固齿止痛。

扶桑骨

【原文】

扶桑骨，即两额骨旁，近太阳肉内凹处也。若跌仆损伤，或焮肿，或血出，或青紫坚硬，头疼耳鸣，青痕①满面，憎寒恶冷，心中发热，大便干燥，宜内服正骨紫金丹②。如破损者，外以灸熨法定痛，外破者乌龙膏③敷之。

正骨紫金丹见巅顶骨伤

灸熨法见囟骨伤

乌龙膏见凌云骨伤

【提要】

描述扶桑骨特性、受伤症状及处置措施。

【注释】

①青痕：瘀血在脸部形成带状的青紫痕迹。

②正骨紫金丹：本方行气逐瘀，活血止痛，温中和胃。主治跌仆摔坠、闪错扭伤等证，并治一切因瘀血凝结所致之疼痛。详见头面部－巅顶骨。

③乌龙膏：本方功用消瘀止痛，续筋接骨。主治跌打损伤、骨断筋伤所致诸证。详见头面部－凌云骨。

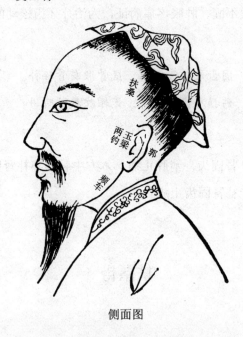

侧面图

【白话文】

扶桑骨，在两额骨旁，靠近太阳穴旁凹陷处。跌打损伤表现为肿胀，出血，青紫发硬，头痛耳鸣，满面青紫，憎寒怕冷，心中烦热，大便干结，宜内服正骨紫金丹；如有创口，以灸熨法缓解疼痛，乌龙膏外敷。

【解读】

扶桑骨，即蝶骨大翼颞面，因其靠近太阳穴部位，即现代解剖学中所说的翼点，也叫 H 区。额骨、顶骨、颞骨和蝶骨四块颅骨的结合部位，骨片薄弱，下有脑膜中动脉前支通过。骨折易引起血管破裂，所以应注意合并伤。如果该处受伤，应口服行气逐瘀、活血止痛的正骨紫金丹。如果局部皮肤有破损，用消瘀止痛、续筋接骨的乌龙膏外敷，并用灸熨法止痛。

耳

【原文】

耳者，司听之窍也。耳门之名曰蔽，耳叶之名曰郭[①]。凡耳被砍跌打落，或上脱下粘，或下脱上粘，内用封口药[②]，外用消毒定痛散[③]敷贴；及耳后看脱落所向，用鹅翎[④]横夹定，却用竹夹子直上横缚定，缚时要两耳相对，轻轻缚住，或用缀法。

封口药　消毒定痛散　缀法俱见鼻梁骨伤

【提要】

描述耳的特性、受伤症状及处置措施。

【注释】

①郭：通假字，通"廓"。

②封口药：本方功专活血祛瘀，行气止血。主治跌打损伤、金刃伤割所致诸证。详见头面部－鼻梁骨。

③消毒定痛散：本方功用消肿止痛，行气散瘀。主治跌仆损伤，肿硬疼痛病证。详见头面部－鼻梁骨。

④鹅翎：鹅的羽毛。

【白话文】

耳，主管听觉的孔窍。耳门称为蔽，耳叶称为廓。如果耳部受到砍伤或者跌打损伤致部分脱落，要么表现为耳部上方脱，下方连着面部，要么表现为耳部下方脱落，上方粘连着面部。在脱落处用封口药活血行气，促进创口愈合，外用消毒定痛散敷贴。根据耳部缺损形态、朝向，用鹅翎横向夹住固定，再用竹夹子直向加固，绑缚时要两耳相对，轻轻绑住，或者使用"缀法"。

【解读】

本文简述了外耳受伤或缺失，古人的治疗经验。古代医家多内用封口药，外用消毒定痛散敷贴，然后进行简单处理。现今临证对于外耳切割脱落伤病人，需行外耳再造修复术，即使今日其仍是一项精细、复杂的外科整形治疗手段。皮肤扩张技术目前在外科整形治疗中应用广泛，在外耳缺失修复治疗中，皮肤扩张为再造耳廓支架包裹提供充足、健康的皮瓣，是外耳再造修复术成功的重要保障。

玉梁骨

【原文】

玉梁骨，即耳门①骨。其处上即曲颊②，下即颊车③，两骨之合钳也，耳门内上通脑髓亦关灵明④。若垫伤击伤，而有碍于骨肉者，肿痛流血，服正骨紫金丹⑤，八仙逍遥汤洗之；洗毕贴混元膏⑥，坐卧避冷处。若伤重内连脑髓及伤灵明，必昏沉不省人事，不进饮食，若再平素气血皆虚，必为不治之证。

正骨紫金丹　混元膏俱见巅顶骨伤

【提要】

描述玉梁骨特性、受伤症状及处置措施。

【注释】

①耳门：穴位名，手少阳三焦经，在面部，耳屏上切迹的前方，下颌骨髁

突后缘。

②曲颊：又名曲牙，相当于下颌骨角。

③颊车：穴位名，足阳明胃经，在面颊部，下颌角前上方，耳下大约一横指处。

④灵明：神灵、神明。

⑤正骨紫金丹：本方行气逐瘀，活血止痛，温中和胃。主治跌仆摔坠、闪错扭伤等证，并治一切因瘀血凝结所致之疼痛。详见头面部–巅顶骨。

⑥混元膏：本方功用温阳行气，祛瘀止血。主治跌仆瘀损、骨断筋伤。详见头面部–巅顶骨。

【白话文】

玉梁骨，就是耳门骨，其上方是下颌骨角，下方是颊车穴，两骨合拢之处。耳门内上通脑髓，也关乎精神意识。如外伤导致骨、软组织受损，表现为肿痛出血，内服正骨紫金丹，外洗八仙逍遥汤；外洗后贴混元膏，起居避风寒。如损伤较重，伤及脑髓，影响了人的意识，一定会昏沉不省人事，不能进食，如果伤者平时气血亏虚，那一定为不治之证。

【解读】

玉梁骨是解剖结构名，指下颌骨的髁突。髁突上端有关节面，与颞下颌关节盘相邻。关节上有一横嵴，将关节面分为前斜面和后斜面。内侧面有内极，外侧面有外极。髁突下部缩小，称为髁突颈，上方有小凹陷为关节翼肌窝，为翼外肌下头附着处。

髁突是下颌骨主要生长中心之一，髁突骨折占下颌骨骨折的 20%～50%。古人对于髁突受伤先内服正骨紫金丹行气逐瘀、活血止痛，再外洗八仙逍遥汤温阳行气、活血散瘀、除湿通痹止痛；最后外敷混元膏祛瘀止血。现今临证，髁突骨折的手术治疗是口腔颌面创伤有难度的手术之一，髁突骨折手术并发症的实际发生率远高于报道，因此原文说"平素气血皆虚，必为不治之证"。

八仙逍遥汤

【原文】

专洗跌仆损伤，肿硬疼痛，及一切冷振①风湿，筋骨血肉肢体酸痛诸证。

防风 荆芥 川芎 甘草（各一钱）当归（酒洗）黄柏（各二钱）茅山苍术 牡丹皮 川椒（各三钱）苦参（五钱）

共和一处，装白布袋内，扎口，水熬滚，熏洗患处。

【提要】

本方行气活血散瘀，除湿通痹止痛。主治跌打损伤及风湿痹痛病证。

【注释】

①冷振：畏寒震颤，即打冷战。

【方歌】

八仙逍遥汤，荆防芎柏当。

苦参川椒合，甘草丹皮苍。

【医案助读】

1. 右足第五跖骨骨裂 王某，女，54岁。1996年10月中旬被汽车撞伤后，住院1周，出院后全身情况逐渐好转，惟右足外侧疼痛不减轻，着力后加重，不能下地行走，局部皮色无明显改变，有轻度肿胀，经X线证实，为右足第五跖骨骨裂。用八仙逍遥汤水煎熏洗，为验证疗效，停用其他药物及疗法。第一次熏洗后，即感疼痛减轻，以后每晚熏洗1次，每次30分钟左右；熏洗4～5次后，能下地行走。共洗10余次，用药2剂，疼痛消失。病人补诉愈后4年多来，平时无不适，仅在步行走路太长时，局部有轻度疼痛，休息后则消失。

2. 急性腰扭伤 许某，女，78岁。持重不慎，扭伤腰部，疼痛剧烈，不能翻身及活动，以致生活不能自理，用各种药物及疗法治疗 10 余日无效。用八仙逍遥汤水煎熏洗局部，将药物置于纱布袋内，加适量水，煎沸 5 分钟后，用干净毛巾浸药液，先熏后洗患处，每次 30 分钟，1 天 3 次，每剂药连用 3 天，重复使用时，煎沸即可。第一次熏洗后，疼痛略有减轻；熏洗 2～3 次后，疼痛明显减轻，于是停用其他药物，单用本法治疗；熏洗 4～5 次后，能自行翻身。后来，每次熏洗后，疼痛均有所减轻。为巩固疗效，疼痛消失后，又坚持熏洗数日，前后用八仙逍遥汤治疗 1 个月，用药 10 剂。2001 年 1 月 26 日～28 日随访，谓愈后半年来，未再复发。[张孝合，张美云. 八仙逍遥汤外用有效二例. 中医外治杂志，2001，10（4）：38.]

两钓骨

【原文】

两钓骨名曲颊①，即上颊之合钳，曲如环形，以纳下牙车骨尾之钓者也。打仆损伤，耳肿腮硬，牙关紧急，嚼物不合。宜内服正骨紫金丹②，外贴万灵膏③。坐卧避冷处。

正骨紫金丹见巅顶骨伤

万灵膏见囟骨伤

【提要】

描述两钓骨特性、受伤症状及处置措施。

【注释】

①曲颊：又名曲牙，相当于下颌骨角。

②正骨紫金丹：本方行气逐瘀，活血止痛，温中和胃。主治跌仆摔坠、闪错扭伤等证，并治一切因瘀血凝结所致之疼痛。详见头面部－巅顶骨。

③万灵膏：本方功专消瘀散毒，舒筋活血，止痛接骨。主治跌打损伤、风

湿痹痛等病证。详见头面部－囟骨。

【白话文】

两钓骨称为曲颊，就是上颊合拢的地方，弯曲如环形，用来容纳下颌骨尾端的骨突。遭受跌仆外伤后，出现耳腮肿硬，牙关紧闭，嚼物不合，适宜内服正骨紫金丹，外贴万灵膏。起居避风寒。

【解读】

两钓骨，左右颞骨的下颌关节窝，又名曲颊。颞下颌关节又称"颞颌关节"或"下颌关节"。由下颌头与颞骨下颌窝和关节结节组成，左右合成一联合关节，主理张口闭口和咀嚼运动。下颌关节允许下颌上提、下降、前进、后退及侧方运动。在开口、闭口活动中，下颌头在下颌关节腔内沿通过下颌头的额状轴转动，下颌体表现为下降和上提；做前、后运动时，关节盘连同下颌头一起在上关节腔内围绕位于关节结节内的额状轴，作弧形滑动。

古人对于颞下颌关节外伤的治疗经验为，首先口服行气逐瘀、活血止痛的正骨紫金丹，然后外贴消瘀散毒、舒筋活血、止痛接骨的万灵膏。休养期间要避免风寒侵袭。

颊车骨

【原文】

颊车①骨，即下牙床骨也，俗名牙钓，承载诸齿，能咀食物，有运动之象，故名颊车。其骨尾形如钓，上控于曲颊之环。或打仆脱臼，或因风湿袭入钓环脱臼，单脱者为错，双脱者为落。凡治单脱者，用手法摘下不脱者，以两手捧下颏，稍外拽复向内托之，则双皆入上环矣。再以布自地阁缠绕头顶以固之，宜内服正骨紫金丹②，外贴万灵膏③。待能饮食后，去布，只用布兜其下颏，系于顶上，二三日可愈。若双脱者，治法同前。若欠而致脱臼者，乃突滑也，无妨。脱白者，俗名吊下巴。欠者，俗名打哈气。

正骨紫金丹见巅顶骨伤

万灵膏见囟骨伤

【提要】

描述颊车骨特性、受伤症状及处置措施。

【注释】

①颊车：穴位名，足阳明胃经，在面颊部，下颌角前上方，耳下大约一横指处。

②正骨紫金丹：本方行气逐瘀，活血止痛，温中和胃。主治跌仆摔坠、闪错扭伤等证，并治一切因瘀血凝结所致之疼痛。详见头面部－巅顶骨。

③万灵膏：本方功专消瘀散毒，舒筋活血，止痛接骨。主治跌打损伤、风湿痹痛等病证。详见头面部－囟骨。

【白话文】

颊车骨，即下颌骨的齿槽突，俗称牙钓，承载支撑全部下牙，能咀嚼食物，活动时有运行转动的形状，所以称为颊车。颊车骨尾端像钩子，上方被曲颊的环形结构所约束。或者因跌打损伤而脱位，或者因风湿之邪侵袭而脱位，一侧脱位称为错，双侧脱位称为落。治疗单侧脱位病人，用手法下拉未脱位侧，双手托住下颏，稍微向外拉拽，再向内托，则两侧都回到曲颊环；再用布从下颌骨至头顶缠绕包扎固定；宜内服正骨紫金丹，外贴万灵膏。能进食后，去掉缠绕，只用布兜住病人下颏然后在头顶处结打，二三日能痊愈。如果是双侧脱位，治法和单侧一样。如果是打哈欠时脱位，是因为颊车突然滑出，不会有大碍。下颌关节脱位，俗称吊下巴。因打哈欠脱位的，俗名打哈气。

【解读】

颊车骨即下颌骨，其参与构成颞下颌关节，受到创伤后常常发生脱位，指髁状突脱出关节之外，而不能自行复位的情况。本文系统介绍了下颌关节脱位按部位可分为单侧脱位和双侧脱位，其表现为病人呈开口状，不能闭合。脱位机制为大开口末期，髁状突和关节盘从关节窝向前滑动，止于关节结节下方或稍前方，如果有咀嚼肌功能紊乱或关节结构紊乱，则翼外肌继续收缩，把髁状突过度地向前拉过关节结节，同时，升颌肌群发生反射性挛缩，使髁状突脱位于关节结节前上方不能自行复回原位。另外，关节或下颌骨体部外伤，长时间大开口，进行口腔治疗，使用间接喉镜、气管镜、开口器等时滥用暴力，均可导致关节脱位。

颞下颌关节发生急性脱位后，应及时复位。可站于病人前方，两拇指缠上纱布，伸入病人口内，放在下颌磨牙面上，其余手指握住下颌骨下缘，逐渐用力压下颌骨向下，当髁状突移到关节结节水平以下时，再轻轻向后推，此时髁状突即可滑入关节窝而复位。当下颌复位时，由于咀嚼肌反射性收缩，可能咬伤术者拇指，故在即将复位时，应将拇指滑向颊侧以避免被咬伤。复位后要用布兜固定，以免再次脱位。并口服正骨紫金丹及外敷万灵膏以活血化瘀止痛。

后山骨

【原文】

后山即头后枕骨也。其骨形状不同，或如品字，或如山字，或如川字，或圆尖，或月芽形，或偃月形，或鸡子①形，皆属枕骨。凡有伤损，其人头昏目眩，耳鸣有声，项强咽直，饮食难进，坐卧不安，四肢无力，内服正骨紫金丹②，外敷乌龙膏③，洗以海桐皮汤④，以散瘀去麻木止痛。如误从高处坠下，后山骨伤太重，筋翻气促，痰响如拽锯之声，垂头目闭，有喘声者，此风热所乘，至危之证，不能治也，遗尿者必亡。惟月芽形者，更易受伤。如被坠堕打伤，震动盖顶骨缝，以致脑筋转拧疼痛，昏迷不省人事，少时⑤或明者，其人可治，急以凉水蘸发，启开牙关，以酒调八厘散⑥灌之，服后目开痛苦有声、二目流泪，愈见⑦可治之兆，服正骨紫金丹，炒米粥调养可愈。

正骨紫金丹　八厘散_{俱见巅顶骨伤}

乌龙膏_{见凌云骨伤}

海桐皮汤_{见两颧骨伤}

【提要】

描述后山骨生理特征、受伤症状及处置措施。

【注释】

①鸡子：公鸡的睾丸。

②正骨紫金丹：本方行气逐瘀，活血止痛，温中和胃。主治跌仆摔坠、闪错扭伤等证，并治一切因瘀血凝结所致之疼痛。详见头面部－巅顶骨。

③乌龙膏：本方功用消瘀止痛，续筋接骨。主治跌打损伤、骨断筋伤所致诸证。详见头面部－凌云骨。

④海桐皮汤：本方具有活血散瘀，通络止痛之功效。主治一切跌打损伤，筋翻骨错，疼痛不止。详见头面部－两颧骨。

⑤少时：一会儿。

⑥八厘散：本方功用活血祛瘀，行气止痛，温阳开窍。主治跌打损伤、骨折瘀肿伴昏迷等急证。详见头面部－巅顶骨。

⑦愈见：预见。

【白话文】

后山骨就是头后枕骨，骨的形状人各有异，有品字形、山字形、川字形、圆形、尖形、月芽形、半月形、鸡子形。如果有损伤，病人感觉头昏目眩，耳鸣，颈项强直，难以进食，烦躁不安，四肢无力。治以内服正骨紫金丹，外敷乌龙膏，海桐皮汤外洗，以活血散瘀，缓解麻木僵硬疼痛。如果不小心从高处坠落，枕骨受损严重，筋肉翻转，呼吸急促，喉中痰鸣像拉锯声，低头无力抬起，双目闭合，有喘声，这是风热之邪所致，非常危险的证候，无法救治；如有小便失禁，则必死无疑。而且月芽形的枕骨更容易受伤。

如果外伤震动了盖顶骨骨缝，导致脑部软组织转动、移位，疼痛，昏迷不省人事，若病人不久后可清醒则属可治，马上用冷水浸湿头发，撬开紧闭的牙齿，将酒调八厘散灌进嘴里，服药后病人眼睛睁开、发出痛苦的声音、双眼流泪，是能治的征兆，此时服用正骨紫金丹，用炒米煮粥调养可以痊愈。

【解读】

枕骨，即构成头的枕部和颅腔后壁及底壁后部的骨头，在头颅后部正下方。中央的大孔称枕骨大孔，颅腔与椎管经孔相通，是脑与脊髓连接的地方；孔外有两块卵圆形突起，与第一颈椎构成关节，使头部可以俯仰活动。原文所述"如被坠堕打伤，震动盖顶骨缝"多导致枕骨骨折合并寰椎骨折，其临床表现为骨折部位不稳定，颅内血肿、感染，神经功能障碍以及脑脊液漏等并发症，有较高的致残率、死亡率，对病人的生活质量和身体健康产生严重的威胁。

现今临证，对于枕骨损伤伴有神昏等神志异常病人，首先需要凉敷消肿，可用冰袋冷敷这种物理降温方法，其目的可及时降低病人体温，减少颅内出血情况，且低温干预可避免高热对脑组织造成的损伤，有效保护血脑屏障，缓解脑水肿，降低颅内压，且能降低脑组织耗氧量，提高脑血流量，加速细胞能量代谢，缓解颅脑损伤后脑组织病理形态损害与神经功能障碍，有助于改善病人预后。然后把病人紧闭的牙齿撬开，将活血祛瘀、行气止痛的八厘散灌进嘴里，服药后若病人眼睛睁开，有痛苦的表情，能声音发出，有眼泪流出，是复苏成功可以治疗的征兆，再服用正骨紫金丹，用炒米煮粥调养可以痊愈。

寿台骨

【原文】

寿台骨，即完骨①，在耳后接于耳之玉楼骨②者也。若跌打损伤，其耳上下俱肿起，耳内之禁骨有伤，则见血脓水，耳外瘀聚凝结疼痛，筋结不能舒通，以致头晕眼迷，两太阳扶桑骨③胀痛，颈项筋强，虚浮红紫，精神短少，四肢无力，坐卧不安，饮食少进。以乌龙膏④敷耳伤处，用丝棉裹导气通瘀锭⑤塞耳内；内服人参紫金丹⑥，通瘀散肿；外用以八仙逍遥汤⑦熏洗，消散虚浮肿痛。忌食热物发物。如血流不止，三日不饮食，必动脑髓，不宜治之。

乌龙膏 见凌云骨伤

导气通瘀锭 见巅顶骨伤

人参紫金丹 见囟骨伤

八仙逍遥散 见玉梁骨伤

【提要】

描述寿台骨特性、受伤症状及处置措施。

【注释】

①完骨：指颞骨乳突。

②玉楼骨：即耳后有骨丰圆起，又名"寿根骨"，亦名"根灵骨"、"灵阳气"。

③扶桑骨：又名金城骨，在印堂之部，由两眉尾之福堂骨起，平横印骨堂，而成"一"字形。又名"将军骨"。

④乌龙膏：本方功用消瘀止痛，续筋接骨。主治跌打损伤、骨断筋伤所致诸证。详见头面部－凌云骨。

⑤导气通瘀锭：本方拔毒去腐，消癥散结。主治脓毒壅聚，为治疗耳聋特效方。详见头面部－巅顶骨。

⑥人参紫金丹：本方具有补气健脾，和血舒筋之功。主治跌仆闪撞、气血亏虚之证。详见头面部－囟骨。

⑦八仙逍遥汤：本方功用行气活血散瘀，除湿通痹止痛。主治跌打损伤及风湿痹痛病证。详见头面部－玉梁骨。

【白话文】

寿台骨，即颞骨乳突，在耳后连接耳玉楼骨。如跌打损伤，出现耳上下都肿胀，耳内的鼓膜受伤，可见脓血流出，耳外瘀血凝聚疼痛，血行不畅，导致头晕眼花，双侧太阳穴、扶桑骨处胀痛，颈项肌肉僵硬，面色浮肿有瘀紫，精神欠佳，四肢无力，坐卧不安，进食少。以乌龙膏外敷耳伤处，用丝棉布包裹导气通滞锭塞入耳道；内服人参紫金丹以化瘀消肿；外洗八仙逍遥汤以消散浮肿疼痛。忌热食、发物。如果血流不止，三日不进食，一定伤及脑髓，是上述治疗的禁忌证。

【解读】

颞骨乳突部的底面突出的圆锥形突出，体表可以触及，位于外耳道的后面和茎突的外面。颞骨乳突部为颞骨的组成部分之一，位于颞骨的后部。颞骨乳突部内的许多含气小腔隙，称为乳突气房（或称乳突小房）。由于该处靠近双耳部，所以遭受外伤后容易使耳部软组织肿胀，古人先用消瘀止痛、续筋接骨的乌龙膏外敷患处，再用拔毒去腐、消癥散结的导气通瘀锭塞入耳内。内服人参紫金丹，通瘀散肿；外用以八仙逍遥汤熏洗，消散虚浮肿痛。治疗期间禁忌辛辣油腻及发物。

旋台骨

【原文】

旋台骨，又名玉柱骨[①]，即头后颈骨三节也，一名天柱骨。此骨被伤，共分四证：一曰从高坠下，致颈骨插入腔内，而左右尚活动者，用提项法治之；一曰打伤，头低不起，用端法治之；一曰坠伤，左右歪斜，用整法治之；一曰仆伤，面仰头不能垂，或筋长骨错，或筋聚，或筋强骨随头低，用推、端、续、整四法治之。凡治者，临证时问其或坠车马蹼[②]伤，或高处坠下折伤，或打重跌倒，再问其或思饮食，或不思饮食，或四肢无伤，而精神不减，或精神短少，或能坐起行走，或昏睡不语，或疼痛不止，瘀聚凝结肿硬筋胀，皆宜内服正骨紫金丹③，外敷万灵膏④，并洗海桐皮汤⑤，灸熨定痛散⑥。外按手法治之，手法详首卷。

正骨紫金丹见巅顶骨伤

万灵膏　**定痛散**俱见囟骨伤

海桐皮汤见两颞骨伤

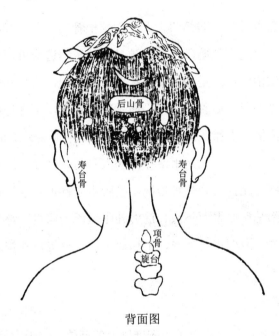

背面图

【提要】

描述旋台骨特性、受伤症状及处置措施。

【注释】

①玉柱骨：又称中峰天柱骨，为相学名词。下从印堂起，上至百会止。

②蹾：意思是躅，踏踩，顿足。出自《广韵》。

③正骨紫金丹：本方行气逐瘀，活血止痛，温中和胃。主治跌仆摔坠、闪错扭伤等证，并治一切因瘀血凝结所致之疼痛。详见头面部－巅顶骨。

④万灵膏：本方功专消瘀散毒，舒筋活血，止痛接骨。主治跌打损伤、风湿痹痛等病证。详见头面部－囟骨。

⑤海桐皮汤：本方具有活血散瘀，通络止痛之功效。主治一切跌打损伤，筋翻骨错，疼痛不止。详见头面部－两颧骨。

⑥定痛散：本方功效定痛消肿，舒筋和络。主治一切跌打外伤。详见头面部－囟骨。

【白话文】

旋台骨，又名玉柱骨，即第四、五、六颈椎骨的合称，又叫天柱骨。此骨受伤，分为四类：一是高处坠落，导致颈骨椎体压缩造成进项部短缩，还能左右活动，用提项法治疗；二是被打伤，头低无法抬起，用端法治疗；三是车马坠伤，头颈向一侧歪斜，用整法治疗；四是向前跌伤，头部仰起无法低头，或者肌腱拉伸颈椎错位，或者是肌肉挛缩，或者是肌肉僵硬无法抬头，分别用推、端、续、整四种手法治疗。凡是来治疗的病人，问诊时要问清病因；再问病人是否想进食，四肢有无损伤，精神情况，能否坐立行走。也许昏迷不能说话，也许疼痛剧烈，都是瘀血聚而不散、筋肉肿胀僵硬为病机，都可以内服正骨紫金丹，外敷万灵膏，海桐皮汤外洗，定痛散灸熨法灸熨。外按之手法治疗详见首卷。

【解读】

颈椎，指颈椎骨，位于头以下、胸椎以上的部位。位于脊柱颈段，共7块，围绕在颈髓及其脊膜的四周。文中所述旋台骨，又名玉柱骨，即第四、五、六颈椎骨，颈椎部位的骨折常常发生在椎体压缩性骨折，目前对于任何颈椎部位外伤的病人都建议行影像学检查。

古人根据经验对下段颈椎伤损病证进行了系统总结，对于后世启发很大。如高处坠落伤，左右活动可的病人，说明椎体压缩程度较轻，用提项法进行牵引复位治疗以恢复椎体高度；外伤致头低抬不起来，如果影像学检查未发生明显骨折，那么大概是筋出槽、骨错缝，可以用端法治疗以复位；对于车马坠伤，表现颈部或左或右歪斜，用整法治疗；向前跌倒，颈部呈过伸状态，不能下垂，或者是肌腱拉伸，颈椎错位，或者是肌肉挛缩，或者是肌肉僵硬，玉柱骨随头低而不能抬起，分别用推、端、续、整四种手法治疗。治疗时可用正骨紫金丹口服，外敷万灵膏，并洗海桐皮汤，灸熨定痛散。

如果颈部剧痛，神志不清的病人，可能因为椎体骨折碎块掉入椎管内，这时切不可随意施用手法，以免破裂骨折块移位，撕脱骨块进一步脱入椎管，造成截瘫等不良后果。

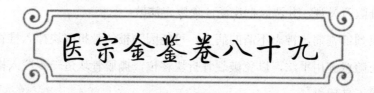

胸背部

锁子骨

【原文】

锁子骨，经名拄骨。横卧于两肩缺盆①之外，其两端外接肩解。击打损伤，或骑马乘车，因取物偏坠于地，断伤此骨，用手法先按胸，再将肩端向内合之，揉摩断骨令其复位，然后用带挂臂于项，勿令摇动。内服人参紫金丹②，外熨定痛散③，再敷万灵膏④，其证可愈。

人参紫金丹　定痛散　万灵膏俱见囟骨伤

【提要】

描述锁子骨特性、受伤症状及处置措施。

【注释】

①缺盆：足阳明胃经的常用腧穴之一，出自《素问·气府论》，别名天盖。位于锁骨上窝中央，胸正中线旁开 4 寸处。主治咳嗽、气喘、缺盆中痛、胸部满闷、喉痹、瘰疬、瘿瘤等病证。

②人参紫金丹：本方具有补气健脾，和血舒筋之功。主治跌仆闪撞、气血

亏虚之证。详见头面部–囟骨。

③定痛散：本方功效定痛消肿，舒筋和络。主治一切跌打外伤。详见头面部–囟骨。

④万灵膏：本方功专消瘀散毒，舒筋活血，止痛接骨。主治跌打损伤、风湿痹痛等病证。详见头面部–囟骨。

【白话文】

锁子骨，《黄帝内经》中命名为"拄骨"。横架于缺盆上方，外侧与肩关节相连结。外力击打损伤、骑马或乘马车时探身取物不慎坠跌，导致锁子骨断裂骨折，先将锁骨断端向胸部按压，再将同侧肩关节内收，以揉、摩手法整复骨折断端将其复位，然后用布袋绕颈悬挂患侧手臂制动。内服人参紫金丹，外用定痛散热熨，再外敷万灵膏，骨折可愈合。

【解读】

锁子骨，即现代医学的"锁骨"，为上肢带骨的组成部分，为连结肩胛骨与胸骨的"S"形细长骨，横架于胸廓前上方，位于皮下，全长能触摸到。锁骨是上肢中与中轴骨骼相连结的骨，起撑杆作用，将上肢撑离躯干，扩大人的视野，增大上肢的活动范围和提高上肢的劳动效能。锁骨内侧钝圆称胸骨端，与胸骨柄的锁切迹相关节。外侧端扁宽称肩峰端，与肩胛骨的肩峰相关节。锁骨是人体最易发生骨折部位，中 1/3 与外 1/3 交界处是最薄弱部位，跌倒肩或手着地时，向躯干传递的暴力大于该薄弱部骨强度时即发生骨折。现代医学对其发病机制的认识与原文中的"击打损伤，或骑马乘车，因取物偏坠于地，断伤此骨"是一致的。外伤后，应及时应用"揉、摩"手法将锁骨断端整复，用锁骨固定带或绷带"8"字固定，配合中药内服外用，可愈。

胸骨（附：胁肋）

【原文】

胸骨即𩩼骭骨①，乃胸胁众骨之统名也。一名膺骨，一名臆骨，俗名胸膛。其两侧自腋而下，至肋骨之尽处，统名曰胁；胁下小肋骨名曰季胁，俗名软肋；肋者，单条骨之谓也，统胁肋之总，又名曰胠。凡胸骨被物从前面撞打跌仆者重，从后面撞仆者轻。轻者先按证用手法治之，再内服正骨紫金丹②，外用面麸和定痛散③灸熨之，或以海桐皮汤④洗之，贴万灵膏⑤即能获效。若内血瘀聚肿痛，伛偻难仰者，早晨以清上瘀血汤、消下破血汤分上膈、下膈以治之，晚服疏血丸⑥。有受伤日久，胸骨高起，肌肉削瘦，内有邪热瘀血，痞气膨闷，睛蓝体倦，痰喘咳嗽者，宜加减紫金丹，以消热化痰，理气健脾，润肌定喘。若伤重者，内干胸中，必通心、肺两脏，其人气乱昏迷，闭目，呕吐血水，呃逆战栗者，则危在旦夕，不可医治矣。若两侧𢫏肋诸骨被伤者，则相其轻重以分别治之，凡胸胁诸伤轻者，如黎洞丸、三黄宝蜡丸等药，皆所必需，宜酌用之。

【提要】

描述胸骨特征、受伤症状及处置措施。

【注释】

①𩩼骭骨：也就是胸部所有骨头的统称。

②正骨紫金丹：本方行气逐瘀，活血止痛，温中和胃。主治跌仆摔坠、闪错扭伤等证，并治一切因瘀血凝结所致之疼痛。详见头面部-巅顶骨。

③定痛散：本方功效定痛消肿，舒筋和络。主治一切跌打外伤。详见头面部-囟骨。

④海桐皮汤：本方具有活血散瘀，通络止痛之功效。主治一切跌打损伤，筋翻骨错，疼痛不止。详见头面部-两颧骨。

⑤万灵膏：本方功专消瘀散毒，舒筋活血，止痛接骨。主治跌打损伤、风湿痹痛等病证。详见头面部–囟骨。

⑥疏血丸：本方功用凉血止血，健脾开胃。主治出血不止、脾胃不开之证。详见头面部–凌云骨。

【白话文】

胸骨就是髑骬骨，是胸胁部骨骼的统称，又叫膺骨或臆骨，俗称胸膛。胸膛两侧从腋下到肋骨尽头，统称为胁部。胁下的小肋骨称为季肋，也叫软肋；肋，胸胁部单条骨的称呼；胸胁部所有的肋骨统称为胠。一般受外力从前方撞击时病情较重，从后方撞击时病情较轻。病情较轻时，先判断骨折具体位置，用相应手法处理，再内服正骨紫金丹。外用面麸调和定痛散灸熨，或用海桐皮汤清洗，贴万灵膏之后疗效明显。如果体内瘀血聚集伴肿痛，身体佝偻难仰起，早晨用清上瘀血汤、消下破血汤分别治疗上膈、下膈的瘀血，晚上内服疏血丸。如果是陈旧性损伤，症见胸骨凸起，肌肉消瘦，体内有

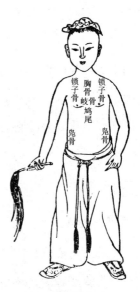

胸骨图

邪热瘀血，痞气膨闷，睛蓝体倦，痰喘咳嗽，适合内服加减紫金丹以消热化痰、理气健脾、润肺定喘。如果伤重，向内侵犯了胸腔内部，一定会伤及心、肺两脏，病人症见气乱昏迷，双目紧闭，呕吐血水，呃逆战栗，那么性命危机，无法医治。若两侧季肋受伤，应观察病情轻重再治疗，伤势较轻者，如黎洞丸、三黄宝蜡丸等药，皆是必需，宜酌情用之。

【解读】

肋骨是一种弧形小骨，属扁骨，一端连于躯干部椎骨的两侧，路体壁向展面弯曲，另一端呈游肉状态或连于胸部中央的胸骨上。人体肋骨12对，左右对称，后端与胸椎相关节，前端仅第1～7肋借软骨与胸骨相连接，称为真肋；第8～12肋称为假肋，其中第8～10肋借肋软骨与上一肋的软骨相连，形成肋弓，第11、12

肋前端游离，又称浮肋。胸肋既可保护心脏、肺，又可加强呼吸功能。

"凡胸骨被物从前面撞打跌仆者重，从后面撞仆者轻"是因为胸曲凸向后，肋骨前部凸起较多、后侧凸起较少，且胸部前侧肌肉较薄而后侧较厚，故受伤时仰面摔下病情较重，向后侧摔下由于肌肉缓冲病情较轻。

现今临证，肋骨骨折多因外伤引起，在胸部损伤中最常见，同样情况下老人、成人较儿童易发生骨折。肋骨骨折多发生在第四至七肋，其他部位因解剖和生理方面的原因不易骨折。通用治疗方案是先将肋部复位后予以肋骨固定带固定4周，治疗期间可按照骨科损伤三期辨证施药。如肋骨扎穿肺部，形成连枷胸等不良后果，则病情凶险难治。

清上瘀血汤

【原文】

治上膈被伤者。

羌活　独活　连翘　桔梗　枳壳　赤芍　当归（酒洗）　山栀子　黄芩　甘草　川芎　桃仁　红花　苏木　川大黄　生地黄

水煎，加老酒、童便和服。

【提要】

"气无形，病故痛；血有形，病故肿。"伤在外则肿，伤在内则痛。在治疗上，针对其"瘀热互结"的病理特点，拟化瘀通脉、清上止痛法。本方功用活血化瘀，清热凉血。原主治上膈蓄血证，因高巅之疾非风药不达，现多治顽固性头痛、偏头痛等。

【方歌】

清上瘀血治上膈，羌独连桔枳芍归。

栀芩甘芎桃红苏，大黄生地童便酒。

胸膈瘀血专擅消，清热逐瘀活血强。

消下破血汤

【原文】

治下膈被伤者。

柴胡　川芎　川大黄　赤芍药　当归　栀子　五灵脂　木通　枳实(炒)　红花　赤牛膝　泽兰叶　苏木　生地黄　黄芩　桃仁

水煎，加老酒、童便和服。

【提要】

本方功用活血逐瘀，行气消结。主治下膈蓄血证。

【方歌】

> 消下破血治膈下，柴芎大黄赤芍归。
>
> 栀木通与五灵脂，枳实红花膝泽苏。
>
> 生地芩桃童便酒，专治膈下瘀血伤。

加减紫金丹

【原文】

白茯苓　苍术(米泔浸、炒，各二两)　当归　熟地黄　白芍药(炒)　陈皮(各四两)　肉苁蓉(酒洗去鳞甲，一两)　丁香(一钱)　红花(五钱)　瓜儿血竭(三钱)　乳香(去油，三钱)　没药(去油，三钱)

共为细末，炼蜜为丸，弹子大，用黄酒送下。

【提要】

本方功用健脾养血，化痰消瘀。正骨紫金丹功专行气逐瘀，活血止痛，温中和胃。此方较前活血逐瘀之力稍缓，而补益肝肾、化痰理气之功较强。本方治受伤日久，脾肾不足，营血亏损，痰瘀内阻，胸骨高起，肌肉消瘦，痞气膨闷，睛懒体倦，痰喘咳嗽者。

【方歌】

> 加减紫金治旧伤，脾气不足营血亏。
> 白茯苍归与熟地，白芍陈皮肉苁蓉。
> 丁红血竭与乳没，炼蜜为丸黄酒服。

黎洞丸

【原文】

治跌打损伤，瘀血奔心，昏晕不省，及一切无名肿毒、昏困欲死等证。

京牛黄　冰片　麝香(各二钱五分)　阿魏①　雄黄(各一两)　川大黄　儿茶　天竺黄　三七　瓜儿血竭　乳香(去油)　没药(去油，各二两)　藤黄(隔汤煮十数次，去浮沫，用山羊血②五钱拌晒。如无山羊血，以子羊血代之，二两)

以上十三味，共为细末，将藤黄化开为丸，如芡实大。若干，稍加白蜜，外用蜡皮封固。内服用无灰酒送下，外敷用茶卤磨涂。忌一切生冷发物。

【提要】

本方功用祛瘀生新，疏风活络。主治跌打损伤，瘀阻气滞，剧烈疼痛或瘀血内攻证。

【注释】

①阿魏：苦、辛，温；归脾、胃经。消积，散痞，杀虫。用于肉食积滞，瘀血癥瘕，腹中痞块，虫积腹痛。

②山羊血：味咸、甘，性温；归心、肝经。功用活血散瘀，止痛接骨。主跌打损伤，骨折，筋骨疼痛；吐血，衄血，呕血，咯血，便血，尿血，崩漏下血；月经不调，难产；痈肿疮疖。

【方歌】

> 黎洞丸用山羊血，五黄冰麝三血竭。

阿魏儿茶乳没入，开窍活血化瘀结。

三黄宝蜡丸

【原文】

专治一切跌打损伤及破伤风，并伤力成痨，女人产后恶露不尽，致生怪证，瘀血奔心，痰迷心窍，危在旦夕。重者一钱，轻者三分，用无灰酒送下，立刻全生。如被鸟枪打伤，铅子在内，危在顷刻，服一钱，吃酒数杯，睡一时，汗出即愈。如外敷，将香油热化少许，鸡翎扫患处。服药后忌凉水、生冷、烧酒三日，如不忌此酒，则药无功。

天竺黄（三两）　雄黄（二两）　刘寄奴　红芽大戟（去骨）　麒麟竭（各三两）　归尾（一两五钱）　朱砂　儿茶（各一两）　净乳香（去油，三钱）　琥珀　轻粉　水银（同轻粉研不见星）　麝香（各三钱）

以上各称足分两，各研为细末，如无真天竺黄，以真胆星三两代之，再用好黄蜡二十四两，炼净，滚汤坐定，将药投入，不住手搅匀，取出装瓷罐内备用。

正骨紫金丹 见颠顶骨伤

万灵膏　定痛散 俱见囟骨伤

疏血丸 见凌云骨伤

【提要】

三黄宝蜡丸功用活血散瘀，消肿止痛。主要用于治疗跌仆损伤所引起之血瘀病证。临床应用以跌仆损伤后瘀血肿痛，或瘀血奔心、神志不清，为其辨证要点。

【方歌】

三黄宝蜡麝雄琥，寄奴戟竭茶归乳。

瘀血内阻心窍迷，水银轻粉朱砂竺。

岐 骨

【原文】

岐骨者，即两凫骨①端相接之处，其下即鸠尾骨②也。内近心君，最忌触犯。或打仆，或马撞，则血必壅瘀而多疼痛。轻者只在于膈上；重者必入心脏，致神昏目闭，不省人事，牙关紧闭，痰喘鼻煽，久而不醒，醒而神乱，此血瘀而坚凝不行者也，难以回生。如神不昏乱，仅瘀痛不止，胸满气促，默默不语，醒时犹能稍进饮食者，宜早晨服加减苏子桃仁汤③加枳壳，晚服疏血丸④，外贴万灵膏⑤，再以炒热定痛散⑥熨之，庶可愈也。又凡周身骨之两叉者，皆名岐骨，学人宜知之。

加减苏子桃仁汤见巅顶骨伤

疏血丸见凌云骨伤

万灵膏　定痛散俱见囟骨伤

【提要】

描述岐骨的生理特征、受伤症状及处置措施。

【注释】

①凫骨：凫（fú）骨为骨名。即第七、八、九、十肋组成的肋弓。

②鸠尾骨：胸骨剑突。

③加减苏子桃仁汤：功专活血祛瘀，清热凉血。主治瘀血内结、郁而化热，大肠干燥证。加枳壳以增强其破气行血之功。详见头面部－巅顶骨。

④疏血丸：本方功专凉血止血，健脾开胃。主治出血不止、脾胃不开之证。详见头面部－凌云骨。

⑤万灵膏：本方功专消瘀散毒，舒筋活血，止痛接骨。主治跌打损伤、风湿痹痛等病证。详见头面部－囟骨。

⑥定痛散：功效定痛消肿，舒筋和络。主治一切跌打外伤。详见头面部-囟骨。

【白话文】

岐骨就是双侧凫骨（肋弓）相接的部位，下方是胸骨剑突。内部靠近心脏，因此最忌讳外伤。如果遭受打击或撞伤，则血瘀阻滞伴疼痛。受伤轻的瘀血停于膈上；受伤重的瘀血必入心脏，导致神昏目闭，不省人事，牙关紧闭，痰鸣喘息，鼻翼煽动，久睡不醒，醒后出现神志狂乱，这就是血瘀导致血脉凝塞血行不畅，难以救回。如果病人没有丧失神识，只有瘀血部位疼痛不止，胸闷，呼吸急促，沉默不语，清醒时能稍稍进食，适合早晨服用加减苏子桃仁汤加枳壳，晚上服用疏血丸，外贴万灵膏，再用定痛散热敷，差不多可以痊愈。凡是全身骨骼分两叉的，都叫做歧骨，学子们都应该知道。

【解读】

"岐骨"可能是"歧骨"错成了，一指两骨末端互相交合的部分，状如分枝，如《灵枢·经脉》："胆足少阳之脉……循大指歧骨内出其端。"二指左右第七肋软骨会合于胸骨处，如《外台秘要》卷十三："可从胸前两歧骨下量取一寸，即当鸠尾。"

岐骨骨折的病人，外伤后必然有瘀血闭阻，此骨邻近心脏，首先应判断瘀血是否入心脉，这是影响预后的关键。由于心主神志，所以瘀血阻心之脉络后容易出现狂躁等神志改变，此时预后较差。如果伤势较轻，瘀血尚未入心脉，治则应以破气祛瘀为主。

现今临证，该病虽然少见，但重者死亡率很高，多受胸部直接遭受外力打击、撞击等所致。可导致胸腔内脏器、心脏、大血管损伤，引起胸腔积血、心包积血，甚至引发致命的心包压塞，可表现为休克、呼吸困难、咯血、皮下气肿和纵隔气肿等，可引起低血容量性休克或危及病人生命的梗阻性休克。

蔽心骨

【原文】

蔽心骨，即鸠尾骨也。其质系脆骨，在胸下岐骨之间。跌打撞振伤损，疼痛不止，两胁气窜，满腹疼痛，腰偃不起，两手按胸者，宜内服八厘散[①]，外用艾醋汤洗之，敷万灵膏[②]，渴饮淡黄酒。忌茶水、生冷、糠米粥。

八厘散见巅顶骨伤

万灵膏见囟骨伤

【提要】

阐述蔽心骨的生理特征、受伤症状及处置措施。

【注释】

①八厘散：功用活血祛瘀，行气止痛。主治跌打损伤、骨折瘀肿等证。详见头面部–巅顶骨。

②万灵膏：本方功专消瘀散毒，舒筋活血，止痛接骨。主治跌打损伤、风湿痹痛等病证。详见头面部–囟骨。

【白话文】

蔽心骨也就是鸠尾骨（胸骨剑突）。这块骨质为脆骨（松质骨），在岐骨（肋弓）之间。跌打损伤之后，症见疼痛不止、两胁胀闷走窜、满腹疼痛、弯腰曲背无法直立、两手按胸，适合内服八厘散，用艾醋汤清洗伤处，外敷万灵膏，口渴便饮淡黄酒。忌茶水、生冷之物、糠米粥等。

【解读】

鸠尾骨，即胸骨剑突，系胸骨下方呈剑尖的部分。此骨钙化较晚，末端游离，用手可触及。

现今临证，对于剑突外伤的病人，当以活血祛瘀、行气止痛、消瘀散毒之剂内服，以舒筋活血、止痛接骨之剂外用。此外，对于突发胸闷、胸腹部疼痛的病人应该首先排除其他心血管疾病。一般内科胸腹疼痛具有阵发性发作、定位不准确、易变化不固定、腹膜刺激征不典型等特点。外科胸腹疼痛具有持续性或者阵发加重性、定位由不准确–准确–不准确（到这一阶段是因为晚期出现大范围病变或满腹炎症的缘故）、变化多但有最痛部位、腹膜刺激征明显等特点。

凫 骨

【原文】

凫骨者，即胸下之边肋也。上下二条，易被损伤，左右皆然。自此以上，有肘臂护之，难以着伤。在下近腹者，用手提之易治，盖其肋近边可以着手，则断肋能复其位也。其人必低头伛腰，痛苦呻吟，惟侧卧不能仰卧，若立起五内皆痛，或头迷神昏，饮食少进，宜内服正骨紫金丹[①]，洗以八仙逍遥汤[②]，贴万灵膏[③]及散瘀等药可愈。若在上之第二肋，或有断裂垫伤，塌陷不起，因位居膈上，难以入手，虽强为之，亦难完好，其所伤之血留于膈上，若不随药性开行，必结成包囊。其包轻者系黄水，硬者系血块，则成痼疾[④]矣。

正骨紫金丹见巅顶骨伤

八仙逍遥汤见玉梁骨伤

万灵膏见囟骨伤

【提要】

阐述凫骨的特征、受伤症状及处置措施。

【注释】

①正骨紫金丹：本方行气逐瘀，活血止痛，温中和胃。主治跌仆摔坠、闪错扭伤等证，并治一切因瘀血凝结所致之疼痛。详见头面部-巅顶骨。

②八仙逍遥汤：本方功用行气活血散瘀，除湿通痹止痛。主治跌打损伤及风湿痹痛病证。详见头面部-玉梁骨。

③万灵膏：本方功专消瘀散毒，舒筋活血，止痛接骨。主治跌打损伤、风湿痹痛等病证。详见头面部-凶骨。

④痼疾：gù jí，指经久难治愈的病。

【白话文】

凫骨，即胸下的肋弓，上下有两条，左右两侧都容易受伤。肋弓往上，有肘臂保护，不易受伤。受伤部位在下靠近腹部，用"提法"容易治疗，因为手可以触及其肋边，可将断肋复位。病人低头弯腰，痛苦呻吟，只能侧卧不能仰卧，如果站起来五脏都疼痛，或头晕神志不清，饮食少进，适合内服正骨紫金丹，用八仙逍遥汤外洗，贴万灵膏和散瘀膏之类的药可痊愈。若伤及凫骨上部，或者有骨裂，塌陷不起，因为位置在横膈上，难以用手复位，就算强行复位，也难以完全痊愈。受伤后瘀血停于膈上，如果用化瘀之药无法散瘀，会形成包块。包块质轻的是黄水（中医病名），包块质硬便是血块，则成了痼疾。

【解读】

凫骨，即现代医学明确部位第七、八、九、十肋组成的肋弓。同其他部位肋骨骨折一样，其两端因有上下肋骨和肋间肌支撑，发生错位、活动很少，多能自动愈合。

对于该处损伤治则为行气逐瘀、活血止痛，外用活血化瘀、清热解毒、舒筋活、止痛接骨之剂。预后的要点在于判断损伤后膈上是否留存瘀血，若有则易成顽疾，难治。

现今临证，对于单纯性肋骨骨折的治疗原则是止痛、固定和预防肺部感染。硬膜外或者静脉注射止痛剂，可有效长期镇痛。可用多带条胸布固定或弹力胸带固定。固定胸廓主要是为了减少骨折端活动和减轻疼痛。可结合运动锻炼方法，即指导病人做双上肢的伸展运动、扩胸运动以及体侧运动，并在运动中结合有节律的深呼吸运动。锻炼时必须循序渐进，每次锻炼约 20 分钟，每日 2 次，以病人感到微出汗为度。

阴　囊

【原文】

凡阴囊被人扯破者，用鸡子黄油，并金毛狗脊毛，薄摊涂油于上，次敷封口药[1]；又用截血膏[2]敷贴，或乌龙膏[3]敷贴亦可。内服加减紫金丹，洗用紫苏叶煎水洗之。

凡阴囊有青黑紫色肿者，用定痛膏加赤芍、草乌、良姜、肉桂各少许打和，用韭叶捣烂同贴。如无韭叶，用葱叶亦可。仍服利小水之药。

【提要】描述阴囊的受伤症状及处置措施。

【注释】

①封口药：本方功专活血祛瘀，行气止血。主治跌打损伤、金刃伤割所致诸证。详见头面部–鼻梁骨。

②截血膏：本方功专凉血止血、消肿止痛。主治意外跌倒、器物砍伤所致气滞血瘀病证。详见头面部–唇口。

③乌龙膏：本方功用消瘀止痛，续筋接骨。主治跌打损伤、骨断筋伤所致诸证。详见头面部–凌云骨。

【白话文】

阴囊被人扯破，用鸡子黄油和金毛狗脊毛，薄涂在伤口上，再敷封口药；再用截血膏或者乌龙膏敷贴。内服加减紫金丹，用紫苏叶煎水外洗。

凡是阴囊青黑肿胀的，用定痛膏加赤芍、草乌、高良姜、肉桂各少许捣碎混合，用韭菜叶捣烂一起贴患处。如无韭菜叶，用葱叶替代。仍然服利小便的药。

【解读】

阴囊，就是男性外阴部下垂的囊状物，内有睾丸、附睾和精索等器官。阴茎、阴囊为生殖器官，其功能包括排尿、性功能和生殖功能。该部位受外伤后而引起缺损，若处理不当，直接影响排尿、性功能和生殖功能。

鸡子黄也就是公鸡的睾丸。金毛狗脊毛为金毛狗植株上金黄色的茸毛，止血效果佳。伤口流血处，粘上茸毛，立刻能止血。将鸡子黄油和金毛狗脊毛平敷于伤口，再敷敛创生肌之剂。紫苏叶善于止金疮出血，故可煎水外洗。阴囊为阳物，受伤致阳气外泄，故治疗当以温补阳气之品外用为辅。

现今临证，对阴囊外伤破损病人要及时恰当处理，多选择最佳方法修复阴茎、阴囊创面，促使创面快速愈合，防止创面感染，预防或避免损伤睾丸和精索，在清创阴茎部分时要避免损伤海绵体。

定痛膏

【原文】

治打仆伤损，动筋折骨，跌磕木石压伤肿痛。

芙蓉叶（二两）　紫荆皮　独活　南星（生）　白芷（各五钱）

上共为末，加马齿苋一两，捣极烂，和末一处，用生葱汁、老酒和炒暖敷。

封口药 见鼻梁骨伤

截血膏 见唇口伤

乌龙膏 见凌云骨伤

加减紫金丹 见胸骨伤

【提要】定痛膏为芙蓉膏去赤芍。功效祛风，消肿，止痛。主治跌打损伤肿痛。

【方歌】

紫荆南星芙蓉膏，白芷独活赤芍药。

跌扑伤损肤紫黑，更加肉桂姜汁熬。

去除赤芍定痛膏，马齿一两肿痛消。

背 骨

【原文】

背者，自后身大椎骨以下，腰以上之通称也。其骨一名脊骨，一名膂骨[①]，俗呼脊梁骨。其形一条居中，共二十一节，下尽尻骨[②]之端，上载两肩，内系脏腑，其两旁诸骨，附接横叠，而弯合于前，则为胸胁也。

【提要】

阐述背骨的定义和组成。

【注释】

①膂骨：脊骨的另一个名称。

②尻骨：尻骨是一个解剖结构名。出自《素问·骨空论》。即尾骶骨。

【白话文】

背，就是身体背面大椎骨以下、腰以上的通称。背骨称为脊骨，又名膂骨，俗称脊梁骨。居于背部正中，共有二十一节，向下尽头是尾骶骨的末端，向上承托着双肩，两侧的骨骼相互贴近连接，横叠分布，并向前弯曲结合，组成胸胁部。

【解读】

背骨，即脊梁骨，也就是我们现代所称的脊柱骨，但值得一提的是，古代所称之脊梁骨是只有 21 节的，它主要包括从第一胸椎到第四骶椎的所有椎体。而我们现在所称的脊柱骨，有 33 节，包括 7 个颈椎、12 个胸椎、5 个腰椎、5 个骶椎、4 个尾椎。相对于古代的脊梁骨多了 7

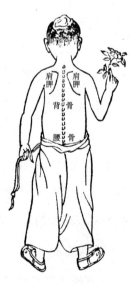

背骨图

个颈椎、1 个骶椎、4 个尾椎。

【原文】

先受风寒，后被跌打损伤者，瘀聚凝结，若脊筋陇起，骨缝必错，则成伛偻之形。当先揉筋，令其和软，再按其骨，徐徐合缝，背脊始直。内服正骨紫金丹[①]，再敷定痛散[②]，以烧红铁器烙之，觉热去敷药，再贴混元膏[③]。

正骨紫金丹　**混元膏**俱见巅顶骨伤

定痛散见囟骨伤

【提要】

指出伛偻形成的原因及其处理方法和所用方剂。

【注释】

①正骨紫金丹：本方行气逐瘀，活血止痛，温中和胃。主治跌仆摔坠、闪错扭伤等证，并治一切因瘀血凝结所致之疼痛。详见头面部-巅顶骨。

②定痛散：本方功效定痛消肿，舒筋和络。主治一切跌打外伤。详见头面部-囟骨。

③混元膏：本方功用温阳行气，祛瘀止血。主治跌仆瘀损，骨断筋伤。详见头面部-巅顶骨。

【白话文】

先受风寒，后遭受跌打损伤的病人，瘀血聚集凝结，如果脊骨隆起，必有骨缝错位，会形成伛偻。应先揉脊骨隆起部位放松，再用按法复位脊骨，慢慢矫正错位骨缝，脊背就会开始变直起来。内服正骨紫金丹，再外服定痛散，用烧红的铁器在外敷药上烙烤，当脊背感觉到发热后就去除外敷药，再贴上混元膏。

【解读】

背骨，即脊梁骨，我们现代称脊柱骨，如果受伤导致椎体错位，病人一定会因疼痛而弯腰驼背。古人临证可用叠按法手法复位，然后内服活血舒筋止痛之剂，外敷温阳行气、祛瘀止血之品。

现今临证，对于脊柱骨外伤的病人，首先排除脊柱是否有新鲜骨折，若无明显骨折则可诊断为小关节紊乱，可用原文所述手法复位；若有骨折则应判断是否为稳定性骨折，一般涉及到脊柱中后柱骨折，切忌手法整复，以免创伤加重、骨块掉入椎管内引起截瘫。单纯前柱骨折可行手法整复，整复的目的为恢复椎体高度。具体方法为：病人俯卧位，助手先行牵引，术者双手重叠置于骨折椎体在皮肤的投影处，用适当的力度向前按压，力度的掌握应以椎体压缩的程度和病人全身情况及耐受度为依据，不可盲目施力。复位后，将病人平放在病床，用拍打、揉按等手法以使腰背肌放松。以后可指导病人采用"五点支撑法"行腰背肌背伸功能锻炼。

腰 骨

【原文】

腰骨，即脊骨十四椎、十五椎、十六椎间骨也。若跌打损伤，瘀聚凝结，身必俯卧，若欲仰卧、侧卧皆不能也，疼痛难忍，腰筋僵硬。

【提要】

阐述腰骨的组成及其受伤后的症状。

【白话文】

腰骨，就是脊柱骨的第十四、十五及十六椎体。如果跌打损伤，瘀血聚集凝结在一起，只能俯卧，无法仰卧、侧卧，疼痛难忍，腰部肌肉僵硬。

【解读】

古代所指的腰骨，即第二、三、四腰椎，由椎间盘和韧带相连，上接胸椎，下连骶骨，形成向前凸的生理弯曲。腰椎体高大，上、下关节突的关节面近矢状位，使腰部的屈伸幅度增大；棘突呈板状，水平向后。

现今临证，病人受到跌打损伤、摔伤臀部着地时，由于腰椎较胸椎椎体宽大而坚韧，因此临床多见于下端胸椎椎体骨折，较少单纯腰椎椎体骨折。骨折后往往出现只能俯卧，无法仰卧、侧卧，疼痛难忍，腰部僵硬。

【原文】

宜手法将两旁脊筋向内归附膂骨，治者立于高处将病患两手高举，则脊筋全舒，再令病患仰面昂胸，则膂骨正而患除矣。内服补筋丸，外贴万灵膏[①]，灸熨止痛散。

【提要】

阐述腰骨受伤后处理的手法及所用方剂。

【注释】

①万灵膏：本方功专消瘀散毒，舒筋活血，止痛接骨。主治跌打损伤、风湿痹痛等病证。详见头面部–囟骨。

【白话文】

（腰骨受伤）适宜用的手法，先将脊柱两边的肌肉向脊骨内拨，医者站在高处举起病人两手，这样脊柱周围的肌肉肌腱就能舒展开，再让病人抬起头挺胸，这样脊骨就能复正消除疾患。再内服补筋丸，外贴万灵膏，灸熨止痛散。

【解读】

脊柱压缩性骨折大部分是病人跌倒，臀部着地，受伤时脊柱呈屈曲状态，上下椎体前侧挤压发生压缩性骨折。因此在治疗上根据逆损伤机制原则，应该保持后伸位才能复位。

现今临证，此法与今日之所谓"五点支撑"方法相似，病人仰卧位双膝屈曲，以足跟、双肘、头部当支点，抬起骨盆，尽量把腹部与膝关节抬平，然后缓慢放下，一起一落为一个动作，连续20～30个。以上动作须连贯进行，每晚睡前一次，连续3～6个月。

止痛散

【原文】

止痛消肿，活血通经，辟风驱寒。

防风　荆芥　当归　蕲艾　牡丹皮　鹤虱^①　升麻（各一钱）　苦参　铁线透骨草　赤芍药（各二钱）　川椒（三钱）　甘草（八分）

共用末，装白布袋内，扎口煎滚熏洗。

补筋丸见髃骨伤

万灵膏见囟骨伤

【提要】

止痛散功专止痛消肿，活血通经，辟风驱寒。主治风寒袭腰、气滞血瘀。

【注释】

①鹤虱：本品为菊科植物天名精的成熟果实。味苦、辛、平，有毒。归脾、胃经。杀虫，用于蛔虫、蛲虫、绦虫；治痔瘘，脓血不止，积年不瘥。

【方歌】

> 止痛散治腰痛方，荆防归艾鹤虱藏。
>
> 丹芍椒升透骨草，风寒袭腰保安康。

尾骶骨

【原文】

尾骨，即尻^①骨也。其形上宽下窄，上承腰脊诸骨。两旁各有四孔，名曰八髎。其末节名曰尾闾，一名骶端，一名橛骨，一名穷骨，俗名尾椿。若蹲垫壅肿，必连腰胯，内服正骨紫金丹^②，洗以海桐皮汤^③，贴万灵膏^④。

正骨紫金丹见巅顶骨伤

海桐皮汤见两颧骨伤

万灵膏见囟骨伤

【提要】

介绍尾骨的名称、形状、作用及其受伤后所用方剂。

【注释】

①尻：屁股，脊骨的末端。尻骨，即坐骨。

②正骨紫金丹：本方行气逐瘀，活血止痛，温中和胃。主治跌仆摔坠、闪错扭伤等证，并治一切因瘀血凝结所致之疼痛。详见头面部–巅顶骨。

③海桐皮汤：本方具有活血散瘀，通络止痛之功效。主治一切跌打损伤，筋翻骨错，疼痛不止。详见头面部–两颧骨。

④万灵膏：本方功专消瘀散毒，舒筋活血，止痛接骨，主治跌打损伤、风湿痹痛等病证。详见头面部–囟骨。

【白话文】

尾骶骨，就是尻骨，它的形状是上面宽下面窄，向上承载着腰脊上所有的骨骼。两边各有四个孔，它的名字叫八髎。尾骨的最后一节名字叫尾闾，还有一个名字叫骶端、橛骨、穷骨，俗称为尾椿。外伤后蹲坐都会感受到骶尾部肿胀不适，就会累及引起腰胯部疼痛，这时就要内服正骨紫金丹，患处用海桐皮汤外洗，再贴上万灵膏。

【解读】

古代所指尾骶骨即骶椎骨，其由 5 块骶椎融合而成，骶骨既是整个脊柱负重的根基，又是人体重力与震荡交叉传导的枢纽。尾骨也参与骨盆环的组成，其上有肛提肌与尾骨肌附着。尾骨属人类退化的骨骼。除提供上述肌肉附着外，无其他重要的生理功能。尾骨受伤可内服行气逐瘀、活血止痛之剂，外用活血散瘀、通络止痛、舒筋接骨之品。

现今临证，骶骨骨折多由强大的直接暴力猛烈冲击所致，如高空降落骶部先着地，车祸时受重物撞击，或建筑工地上重物的直接砸击等。主症为骶部疼痛，不敢坐位，行走时疼痛加重或不能站立。检查可发现骶部皮肤有擦伤或挫裂伤，皮下瘀血，局部肿胀，压痛明显。肛门指检骶骨部可有明显压痛。损伤严重者，可伴有骶神经损伤症状，如马鞍区感觉迟钝、大小便失禁或潴留、小腿后侧感觉迟钝、跟腱反射减弱等。骨折移位者可用食指经肛门将骨折块向后推压复位治疗。

四肢部

髃骨

【原文】

髃骨者，肩端之骨，即肩胛骨臼端之上棱骨[①]也。其臼含纳臑骨[②]上端，其处名肩解，即肩髃与臑骨合缝处也，俗名吞口，一名肩头。其下附于脊背，成片如翅者，名肩胛，亦名肩髆，俗名板子骨。

【提要】

介绍髃骨的解剖结构。

【注释】

①上棱骨：人体结构名，指肩关节的上方。见《伤科汇纂》。髃骨的别称，髃音 yú。《灵枢·经筋》："手太阴之筋……出缺盆，结肩前髃。"

②臑骨：肱骨。

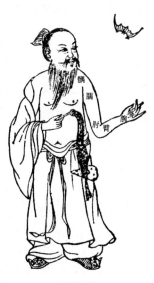

四肢图

【白话文】

髃骨，是肩关节近端的骨骼，也就是肩胛骨盂臼包含的肩关节上部。肩胛骨臼包含了臑骨的上端，称之为肩解（肩关节），即肩髃和臑骨关节的地方，通俗称吞口，又称为肩头。它下端附着于脊背上，其扁片状外形很像翅膀，称之为肩胛，又名肩髆，俗称板子骨。

【解读】

髃骨即肱骨近端，由肱骨头与肩胛骨盂臼形成盂肱关节，为人体较为灵活的一个关节，因此肱骨头的重要性非常之大。肱骨头周围的环状浅沟，分隔肱骨头与大、小结节之间的稍细部分，称为肱骨解剖颈。头、颈与肱骨体的结合部是大、小结节（粗隆），为一些肩胛肱骨肌提供附着点和杠杆。肱骨外科颈是大、小结节远侧稍细的部分，从两结节下行为大、小结节嵴，侧面与结节间沟相接，值得注意的是该处为常见骨折部位。

【原文】

以上若被跌伤，手必屈转向后，骨缝裂开，不能抬举，亦不能向前，惟扭于肋后而已，其气血皆壅聚于肘，肘肿如椎，其肿不能过腕，两手筋反胀，瘀血凝滞，如肿处痛如针刺不移者，其血必化而为脓，则腕掌皆凉，或麻木。若臑骨突出，宜将突出之骨向后推入合缝，再将臑筋向内拨转，则臑肘臂腕皆得复其位矣。内服补筋丸，外贴万灵膏①，烫洗用海桐皮汤②，或敷白胶香散，或金沸草汁涂之亦佳。

【提要】

阐述髃骨受伤后的体征、症状及其复位手法和所用方剂。

【注释】

①万灵膏：本方功专消瘀散毒，舒筋活血，止痛接骨。主治跌打损伤、风湿痹痛等病证。详见头面部–囟骨。

②海桐皮汤：本方具有活血散瘀，通络止痛之功效。主治一切跌打损伤，筋翻骨错，疼痛不止。详见头面部--两颧骨。

【白话文】

髃骨遭受跌仆伤，受伤后患侧肘关节屈曲、手腕部旋后，受伤致骨缝开裂，肩关节不能外展及前屈，只可以活动到肋骨后面。受伤后气血瘀聚在肘部，故肘部肿胀如锥子一样，但是肿胀不会超过腕关节，双手部青筋反张，瘀血凝滞，如果肿胀疼痛部位像被针刺般固定不移，那么其间瘀血必化为脓液，那么腕掌部会出现发凉或者麻木症状。如果肩关节脱位了，就应该把突出的肱骨头向后推入关节盂，再把肱骨周围的软组织向内拨动，这样的话肩部、肘部、腕部都可以复位。然后再内服补筋丸，外贴万灵膏，用海桐皮汤外洗患处，或者外敷白胶香散，或者涂金沸草汁也可以。

【解读】

髃骨损伤时多出现肩部及周围软组织肿胀，若合并肘关节肿胀，可能肘关节亦有损伤。现今临证，肱骨近端损伤导致骨折，最常见于 60 岁以上老年人跌仆摔倒，单手掌接触地面，外力传导至肱骨近端外科颈部发生骨折，在全部骨折中占比约 5%，男女发病率为 1:3。由于受到周围肌群牵拉，骨折后强行活动患肢则导致骨折断端相互摩擦，产生剧烈疼痛，尤其以前屈和上举更为明显。创伤后局部血脉不通，脉络破裂，离经之血瘀聚而产生以患肩部肿胀刺疼为主的表现。

如若肩关节发生脱位，大部分而言是肩关节前脱位，因此复位手法一般是先将肩关节外展外旋牵引，然后内收内旋，有入臼声则表示复位成功。方药内服补筋丸，再外贴万灵膏，用海桐皮汤外洗，或者敷白胶香散，或者涂上金沸草汁也可以。

补筋丸

【原文】

此药专治跌仆蹉闪，筋翻筋挛，筋胀筋粗，筋聚骨错，血脉壅滞。宜肿青紫疼痛等证。

五加皮　蛇床子^①　好沉香　丁香　川牛膝　白云苓　白莲蕊　肉苁蓉　菟丝子　当归（酒洗）　熟地黄　牡丹皮　宣木瓜（各一两）　怀山药（八钱）　人参　广木香（各三钱）

共为细末，炼蜜为丸，弹子大，每丸重三钱，用好无灰酒^②送下。

加减补筋丸

【原文】

当归（一两）　熟地黄　白芍药（各二两）　红花　乳香　白云苓　骨碎补（各一两）　广陈皮（二两）　没药（三钱）　丁香（五钱）

共为细末，炼蜜为丸，弹子大，每丸重三钱，用好无灰酒送下。

【提要】

以上两方功用活血化瘀、补益肝肾、养血柔筋，主治跌仆蹉闪，筋翻筋挛，筋胀筋粗，筋聚骨错，血脉壅滞。二者皆为筋伤养血柔筋要药，补筋丸多加人参、肉苁蓉、菟丝子、怀山药等补益肝肾之品，因此其补益之功效力更佳；加减补筋丸就是在上方基础上去除补益肝肾之品，而予以强筋壮骨的骨碎补，并予以乳香、没药以增强其活血通络之功。

【注释】

①蛇床子：味辛、苦，温。归肾、脾经。温肾壮阳，（外用）燥湿杀虫，祛风止痒。用于腰膝酸软，尿频，宫寒不孕，白带阴痒，阴囊湿疹，疮癣瘙痒，阳痿。

②好无灰酒：即不放石灰的酒。古人在酒内加石灰以防酒酸，但能聚痰，

所以药用需无灰酒。现代配药用普通黄酒为佳，当然一般白酒也可以。

【方歌】

> 补筋丸中地归苓，人参丹膝木香丁。
>
> 蛇床五加苁蓉菟，怀山木瓜莲蕊沉。

【医案助读】

肩周炎 某某，女，53岁，教师。1996年11月28日初诊。双侧肩关节酸痛、麻木月余，伴有畏寒、畏风，夜间睡眠时疼痛剧烈，双侧肩关节功能明显受限，不能上举、后伸。曾服用中药独活寄生汤，并经过理疗、按摩等治疗，疗效不佳。病人本虚血亏，感受风寒湿邪于双侧肩关节。用加减补筋丸：熟地30g，当归15g，白芍20g，红花10g，陈皮10g，丁香8g，黄芪15g，蜈蚣1条。水煎服，1剂/日，2次分服；外敷定痛膏，并配合蝎子爬墙、后伸摸脊功能锻炼。经2个疗程治疗，症状完全消除，功能活动正常。[吴正平，温庆华. 加减补筋丸配合定痛膏外敷治疗肩周炎100例. 实用临床医学，2003，4（2）：124.]

白胶香散

【原文】

治皮破筋断。

白胶香①一味，为细末敷之。

又方：

金沸草根②，捣汁涂筋封口，二七日便可相续止痛。一帖即愈，不用再涂。

万灵膏见仓骨伤

海桐皮汤见两颧骨伤

【提要】

白胶香散功用活血化瘀，凉血止痛。主治皮破筋断，血脉壅滞。

【注释】

①白胶香：辛、苦，平，无毒，入脾、肝二经。活血凉血，解毒止痛。治痈疽疮疥，瘾疹瘰疬，金疮，齿痛，吐血，衄血。

②金沸草根：味苦、辛、咸，性温，入归肺、大肠经。降气，消痰，行水。

臑 骨

【原文】

臑骨，即肩下肘上之骨也。自肩下至手腕，一名肱，俗名胳膊，乃上身两大肢之通称也。或坠车马跌碎，或打断，或斜裂，或截断，或碎断；打断者有碎骨，跌断者则无碎骨；壅肿疼痛，心神忙乱，遍体麻冷。皆用手法，循其上下前后之筋，令得调顺，摩按其受伤骨缝，令得平正，再将小杉板周围逼定①，外用白布缠之，内服正骨紫金丹②，外贴万灵膏③。如壅肿不消，外以散瘀和伤汤④洗之。

正骨紫金丹　散瘀和伤汤俱见巅顶骨伤

万灵膏见囟骨伤

【提要】

介绍臑骨的解剖位置、受伤机制、复位手法及用药特点。

【注释】

①逼定：固定。

②正骨紫金丹：本方行气逐瘀，活血止痛。主治跌仆摔坠、闪错扭伤等证，并治一切因瘀血凝结所致之疼痛。详见头面部-巅顶骨。

③万灵膏：本方功专消瘀散毒，舒筋活血，止痛接骨。主治跌打损伤、风湿痹痛等病证。详见头面部-囟骨。

④散瘀和伤汤：本方活血祛瘀，散结止痛。主治磕擦碰撞、跌仆损伤所致瘀血凝聚等证。详见头面部-巅顶骨。

【白话文】

臑骨（肱骨），就是肩以下肘以上的长骨。从肩关节以下到手腕的部位，称之为肱，通俗称胳膊，是上肢前臂和上臂的统称。外力包括跌仆伤、暴力打击伤，或是发生斜裂骨折、横断骨折、粉碎性骨折。遭受暴力打击伤则肱骨断裂常伴随小的碎骨块，如果是跌仆伤骨折部则往往没有碎骨。骨折后上臂肿胀疼痛，伴随心神忙乱、全身发冷等症状，都可以用手法施治，捋顺该处周围肌肉及肌腱，使之调顺放松，用摩按手法治疗骨折凸起移位，让它变得平整；再用小夹板四周固定，外面用白布缠绕；内服正骨紫金丹，外贴万灵膏。如果肿胀不消除的话，外用散瘀和伤汤洗。

【解读】

古人对于上肢部位的划分和现今不一样，古时将肱称为胳膊，即从肩到腕的部分。中节上下骨交接处叫肘，肘上之骨叫臑骨即肱骨，肘下之骨叫臂骨即尺桡骨。

现今临证，肱骨骨折可由直接暴力或间接暴力引起，直接暴力常由外侧击打肱骨干中部，致横形或粉碎形骨折，故原文述多有碎骨；间接暴力常由于手部着地或肘部着地，力向上传导，加上身体倾倒所产生的剪式应力，导致中下1/3骨折。有时因投掷运动或"掰腕"也可导致中1/3骨折。由间接暴力导致的骨折，往往是斜行骨折，断端多无碎骨。不管何种骨折大多可以通过手法达到功能复位。

肱骨同其他长骨干一样，其功能复位标准为：①骨折部位的旋转移位、分离移位必须完全矫正。②缩短移位在成人下肢骨折不超过 1cm；儿童若无骨骺损伤，下肢缩短在 2cm 以内，在生长发育过程中可自行矫正。③成角移位：下肢骨折轻微地向前或向后成角，与关节活动方向一致，日后可在骨痂改造期内自行矫正。向侧方成角移位，与关节活动方向垂直，日后不能矫正，必须完全复位。否则关节内、外侧负重不平衡，易引起创伤性关节炎。上肢骨折要求也不一致，肱骨干稍有畸形，对功能影响不大；前臂双骨折则要求对位、对线均好，否则影响前臂旋转功能。④长骨干横形骨折，骨折端对位至少达 1/3 左右，干骺端骨折至少应对位 3/4 左右。

肘 骨

【原文】

肘骨者，胳膊中节上、下支骨交接处也，俗名鹅鼻骨。若跌伤其肘尖向上突出，疼痛不止，汗出战栗，用手法翻其臂骨，拖肘骨令其合缝。其斜弯之筋，以手推摩，令其平复，虽实时能垂能举，仍当以养息[①]为妙。若壅肿疼痛，宜内服正骨紫金丹[②]，外贴万灵膏[③]。

正骨紫金丹见巅顶骨伤

万灵膏见囟骨伤

【提要】

介绍肘骨的解剖结构及受伤的处置要点。

【注释】

①养息：将养身体，休息。

②正骨紫金丹：本方行气逐瘀，活血止痛，温中和胃。主治跌仆摔坠、闪错扭伤等证，并治一切因瘀血凝结所致之疼痛。详见头面部–巅顶骨。

③万灵膏：本方功专消瘀散毒，舒筋活血，止痛接骨。主治跌打损伤、风湿痹痛等病证。详见头面部–囟骨。

【白话文】

肘骨，上肢中节上臂和前臂的交接处，又称鹅鼻骨（尺骨鹰嘴部）。若跌伤导致尺骨鹰嘴骨折并向上突出移位，则病人疼痛不止，汗出战栗，先将患肢旋后，用拖按手法顶住尺骨鹰嘴处令其断端骨缝整复。用推摩手法治疗肘部周围的软组织令其平复，虽然治疗后马上就恢复垂举功能，但仍然应当以休养为主。若患肘壅肿疼痛，最好口服正骨紫金丹，外贴万灵膏。

【解读】

肘骨，又称鹅鼻骨，即尺骨鹰嘴。若为直接暴力损伤，多为打击或跌仆伤致肘部，导致尺骨鹰嘴部骨折，多为无移位粉碎性骨折。间接暴力伤可见肘关节突然屈曲，肱三头肌强烈收缩而发生尺骨鹰嘴的撕脱性骨折，近端向上移位。后者多为跌仆伤，与原文"肘尖向上突出"一致。对于移位不大的稳定骨折，可行折顶手法整复，由于该处软组织较薄所以复位相对容易，复位后应当用石膏或小夹板固定4～6周。治疗期间可口服行气逐瘀、活血止痛中药，必要时可外用消瘀散毒、舒筋活血、止痛接骨膏药。

臂　骨

【原文】

臂骨者，自肘至腕有正辅二根，其在下而形体长大，连肘尖者为臂骨；其在上而形体短细者为辅骨，俗名缠骨。叠并相倚，俱下接于腕骨焉。凡臂骨受伤者，多因迎击而断也。或断臂辅二骨，或惟断一骨，瘀血凝结疼痛，以手法接对端正，贴万灵膏①，竹帘②裹之，加以布条扎紧。三日后开帘视之，以手指按其患处，或仍有未平，再揉摩其瘀结之盘，令复其旧，换贴膏药，仍以竹帘裹之，每日清晨服正骨紫金丹③。

万灵膏 见囟骨伤

正骨紫金丹 见巅顶骨伤

【提要】

介绍前臂骨的解剖结构及受伤的处置要点。

【注释】

①万灵膏：本方功专消瘀散毒，舒筋活血，止痛接骨。主治跌打损伤、风湿痹痛等病证。详见头面部-囟骨。

②竹帘：即骨折板，现代医学复位时的骨折固定板。

③正骨紫金丹：本方行气逐瘀，活血止痛，温中和胃。主治跌仆摔坠、闪错扭伤等证，并治一切因瘀血凝结所致之疼痛。详见头面部-巅顶骨。

【白话文】

臂骨，上从肘部下至腕部，有正辅 2 根。位置在下方形态较为宽大、向近端连接肘尖部的为臂骨（尺骨）；位置在上方而形体短小的为辅骨，俗名叫缠骨（桡骨）。二者相互重叠紧贴，都向下承接腕骨。凡是臂骨受伤的病人，多因为上臂面对了冲击导致断裂，要么二者皆断，或是只断一根，都会造成瘀血凝结而导致疼痛。用手法相接对正，贴万灵膏，用竹帘法裹着，外加用布条扎紧。三天后打开观察，用手指按压伤处，如果还是未达到平整，再按摩瘀堵之处，再恢复之前的状态，并换药，仍然用竹帘裹住，每日早晨服用正骨紫金丹。

【解读】

臂骨即前臂骨，包括桡骨和尺骨，文中所述尺骨在下、桡骨在上，是依据"四肢部"插图（四肢图）而言的，该图中男子拇指朝上，故桡侧在上部。尺骨为前臂的稳定骨，是两根前臂骨中位于内侧且较长的骨，分二端一体；桡骨位于前臂外侧部，分一体两端。桡尺骨干双骨折是临床上常见的前臂损伤之一，约在前臂骨折中居第二位，仅次于桡骨远端骨折，可发生侧方移位、重叠、旋转、成角畸形。

现今临证，对于尺桡骨骨折的病人施用手法复位，首先行拨伸手法，纠正重叠移位；其次分骨手法，纠正成角及侧方移位；再次回旋手法，纠正旋转移位；再用推挤手法，古代用竹帘法固定，现多用小夹板固定。配合活血通络之剂口服外用，病情可愈。

腕 骨

【原文】

腕骨，即掌骨，乃五指之本节也，一名壅骨，俗名虎骨。其骨大小六枚，凑以成掌，非块然一骨也。其上并接臂辅两骨之端，其外侧之骨名高骨，一名锐骨，亦名踝骨，俗名龙骨，以其能宛屈上下，故名曰腕。若坠车马，手掌着地，只能伤腕；若手指着地，其指翻贴于臂上者，则腕缝必分开。伤腕者，壅肿疼痛，法以两手揉摩其腕，内服正骨紫金丹①，外贴万灵膏②；若手背向后翻贴于臂者，以两手促其手背，轻轻回翻之，令复其位，仍按摩其筋，必令调顺，内服人参紫金丹③，外敷混元膏④。

正骨紫金丹　混元膏俱见巅顶骨伤

万灵膏　人参紫金丹俱见囟骨伤

【提要】

介绍腕骨的解剖结构及受伤的处置要点。

【注释】

①正骨紫金丹：本方行气逐瘀，活血止痛，温中和胃。主治跌仆摔坠、闪错扭伤等证，并治一切因瘀血凝结所致之疼痛。详见头面部-巅顶骨。

②万灵膏：本方功专消瘀散毒，舒筋活血，止痛接骨。主治跌打损伤、风湿痹痛等病证。详见头面部-囟骨。

③人参紫金丹：本方具有补气健脾，和血舒筋之功。主治跌仆闪撞、气血亏虚之证。详见头面部-囟骨。

④混元膏：功用温阳行气，祛瘀止血。主治跌仆瘀损、骨断筋伤。详见头面部-巅顶骨。

【白话文】

腕骨，就是掌骨五指的末端，又称为壅骨，俗名虎骨。腕骨有大小 6 枚（今实为 8 枚），连接成手掌，并非一整块骨。往上与臂辅两骨端相连，在外侧的骨髂名为高骨，又名锐骨，也叫踝骨，俗称龙骨，因为它能弯曲上下，故名曰腕。若是从车马坠落伤，手掌着地，只能使手腕受伤；若受伤时手背着地，手腕呈旋后状态时，那么手腕部骨缝肯定大开。前者伤处肿胀疼痛，用揉摩手法治疗患腕，内服正骨紫金丹，外贴万灵膏；后者用两手推动手背，轻轻地向前翻动，使其复位，仍需按摩其周围软组织，使其柔顺放松，内服人参紫金丹，外敷混元膏。

【解读】

腕骨，位于手腕部，原文说只有 6 枚小骨构成的说法是不正确的，实际上由 8 块排列成两排的小骨组成，近侧排自桡侧向尺侧为手舟骨、月骨、三角骨及豌豆骨，除豌豆骨外，均参与桡腕关节的组成。远侧排自桡侧向尺侧为大多角骨、小多角骨、头状骨及钩骨，均参与腕掌关节的组成。

现今临证，对桡骨远端骨折的复位方法与原文"若手背向后翻贴于臂者，以两手促其手背，轻轻回翻之，令复其位"方法相似。对受伤时手掌着地病人，多发生桡骨远端伸直型骨折，此时复位应该掌屈尺偏复位；对于手背着地病人，多发生桡骨远端屈曲型骨折，此时复位应该背屈尺偏复位。复位后用桡骨远端夹板固定，治疗期间需注意软组织情况，一定要使用疏经通络手法揉按，以免软组织挛缩，影响日后功能。

五指骨①

【原文】

五指之骨，名锤骨，即各指本节之名也。若被打折，五指皆同，株连肿痛，因其筋皆相连也。手掌与背，其外体虽混一不分，而其骨在内，乃各指之本节相连而成者也。若手背与手心，皆坚硬壅肿热痛，必正其骨节，则无后患。若不即时调治，其所壅之血，后必化而为脓。气盛者，服疮毒之剂，调治可愈；气虚者，将来成漏矣。洗以散瘀和伤汤②，贴万灵膏③。

散瘀和伤汤见巅顶骨伤

万灵膏见囟骨伤

【提要】

介绍五指骨的解剖结构及受伤的处置要点。

【注释】

①五指骨：骨名，即今天解剖学掌骨，各手掌骨分 5 块，属长骨。

②散瘀和伤汤：本方活血祛瘀，散结止痛。主治磕擦碰撞、跌仆损伤所致瘀血凝聚等证。详见头面部-巅顶骨。

③万灵膏：本方功专消瘀散毒，舒筋活血，止痛接骨。主治跌打损伤、风湿痹痛等病证。详见头面部-囟骨。

【白话文】

五指骨，名叫锤骨（掌骨），即各手掌近节指节的名字。若其遭受外伤后折断，五指症状相同，相连肿痛，因为他们的筋（肌腱、肌肉）皆相连。虽然单从手掌侧或背侧外表来看好似（只有）一根，但是各指在软组织内，都是由近节、中节、远节相互连接而构成的。如果外伤后手背和手心僵硬红肿热痛，必先手法正骨则没有后患。如果没有及时处理，伤后壅肿的血将会化为脓。然后针对素体气盛的病人，服用疮毒之剂，可以治愈；气虚的病人，以后创面可能形成窦道。治疗上先用散瘀和伤汤外洗，然后敷贴万灵膏。

【解读】

五指骨，即掌骨，属长骨，有 5 块，由桡侧向尺侧为第一至五掌骨。掌骨的近侧端为掌骨底，接腕骨；远侧端为掌骨头，接指骨；头、底之间的部分为掌骨体，第一掌骨粗短，其底有鞍状关节面，与大多角骨相关节。

现代医学对其发病机制的认识与原文中的"若被打折，五指皆同"是一致的，由于该处由体表容易触及，因而复位并不困难，可先将患肢拔伸牵引，然后再行按压复位，复位后一般需要行指间关节屈曲位固定，以助于指间关节修复。治疗期间可配合外用散瘀通络之品，以促进病愈。

竹节骨

【原文】

竹节骨[①]，即各指次节之名也。跌打损伤，骨碎筋弯，指不能伸，以手捻其屈节，则指必舒直，洗以散瘀和伤汤[②]，贴以万灵膏[③]。如指甲缝蓄积毒血[④]，其甲必脱落，若再生指甲，其形多不如旧。若第三节有伤，治同次节，其指甲名爪甲。

散瘀和伤汤见颠顶骨伤

万灵膏见囟骨伤

【提要】

介绍竹节骨的解剖结构及受伤的处置要点。

【注释】

①竹节骨：指人手各指的第二节。

②散瘀和伤汤：本方活血祛瘀，散结止痛。主治磕擦碰撞、跌仆损伤所致

瘀血凝聚等证。详见头面部-巅顶骨。

③万灵膏：本方功专消瘀散毒，舒筋活血，止痛接骨。主治跌打损伤、风湿痹痛等病证。详见头面部-囟骨。

④毒血：在中医学理论中指的是血毒积瘀血液，不能温养四肢，而致周身疾病。

【白话文】

竹节骨，即人手各指第二节指骨的统称。如遭受跌打损伤，导致骨碎筋弯，手指不能伸直，用手法复位其弯曲的关节，则手指可以伸直，再用散瘀和伤汤外洗，万灵膏贴敷。如果甲缝有瘀血堆积，其指甲必定会脱落，若指甲再生长出来，外形也会不像伤前。要是第三指节（远节指骨）有伤，中节指骨治法相同。其指甲又称之为爪甲。

【解读】

竹节骨即中节指骨，指骨是分布于手指的小型长骨。指骨共 14 节，拇指 2 节，其他四指各 3 节，由近侧向远侧依次为近节指骨、中节指骨、远节指骨。

现代医学对其发病机制的认识与原文中的"跌打损伤，骨碎筋弯，指不能伸，以手捻其屈节"是一致的。其复位方法为：将掌指关节及近侧指间关节各屈曲 90°，背向推挤近节指骨，用近节指骨基底托起掌屈的掌骨头，再在此位置上石膏托制动，复位后配合外用散瘀和伤汤，贴万灵膏，病情可愈。

胯 骨

【原文】

胯骨，即髋骨也，又名髁骨。若素受风寒湿气，再遇跌打损伤，瘀血凝结，肿硬筋翻，足不能直行。筋短者，脚尖着地；骨错者，臀努斜行。宜手法推按胯骨复位，将所翻之筋向前归之，其患乃除。宜服加味健步虎潜丸，熏洗海桐皮汤①，灸熨定痛散②。

【提要】

介绍胯骨的解剖结构及受伤的处置要点。

【注释】

①海桐皮汤：本方具有活血散瘀，通络止痛之功效。主治一切跌打损伤，筋翻骨错，疼痛不止。详见头面部－两颧骨。

②定痛散：本方功效定痛消肿，舒筋和络。主治一切跌打外伤。详见头面部－囟骨。

【白话文】

胯骨，就是髋骨，又称为髁骨。如病人平素感受风寒湿邪，再跌打损伤，则瘀血凝结，患肢肿胀僵硬，不能直立行走。如损伤导致肌肉短缩，会出现脚尖点地前行。如损伤造成骨骼错位，则出现跨域步态。应当用手法推按复位胯骨，整复外翻肌肉肌腱，损伤才能治愈。最好内服加味健步虎潜丸，海桐皮汤熏洗，定痛散灸敷。

【解读】

胯骨即髋骨，为人体腰部的骨骼，共左右两块。幼年时，髋骨分为髂骨、坐骨和耻骨以及软骨连接。成年后，它们之间的软骨会骨化，成为一个整体。

现今临证，外伤后如一侧下肢缩短超过 3cm 时，患腿支撑期可见同侧骨盆及肩下沉，摆动期则有患足下垂，表现为短腿步态。如果患髋脱位及半脱位时，足下垂，摆动期增加屈髋和屈膝以防止足尖拖地，表现为跨域步态。应及时应用手法将髋骨骨折脱位整复，配合活血散瘀、通络止痛、强筋健骨的中药口服和外用，则病情可愈。

加味健步虎潜丸

【原文】

专治跌打损伤，气血虚衰，下部腰、胯、膝、腿疼痛，酸软无力，步履艰难。服此药至一百日，舒筋止痛，活血补气，健旺精神。

龟胶（蛤粉炒成珠） 鹿角胶（蛤粉炒成珠） 虎胫骨（酥油炙） 何首乌（黑豆拌，蒸晒各九次） 川牛膝（酒洗晒干） 杜仲（姜汁炒断丝） 锁阳 当归（酒洗炒干。各二两） 威灵仙（酒洗） 黄柏（酒洗晒干，小盐少许酒炒） 人参（去芦） 羌活 干姜 白芍药（微炒） 云白术（土炒。各一两） 熟地黄（三两） 大川附子（童便、盐水各一碗，生姜二两，切片同煮一整日，令极熟，水干再添；盐水煮毕取出，剥皮切薄片，又换净水；入川黄连五钱，甘草五钱，同煮长香三炷；取出晒干，如琥珀明亮色方用。一两五钱）

共为细末，炼蜜为丸，如梧桐子大，每服三钱，空心淡盐汤送下。冬日淡黄酒送下。

海桐皮汤见两颧骨伤

定痛散见囟骨伤

【提要】

加味健步虎潜丸具有滋肾养肝，活血补气，舒筋止痛之功。主治下肢跌打损伤，气血虚衰，肾精不足，以及下部腰、胯、膝、腿疼痛，酸软无力，步履艰难。

【方歌】

> 加味健步虎潜丸，龟鹿首乌牛膝归。
>
> 熟地白芍人参姜，白术附子杜仲阳。
>
> 灵仙黄柏共羌活，下肢伤损常服康。

【医案助读】

1. 进行性肌萎缩脊髓侧索硬化症 景某，男，43 岁，医师。病人于 1969 年冬出诊劳累，感到右下肢软瘫无力，抬腿困难。1972 年右手大小鱼际肌、骨间肌趋向萎缩，肌纤维颤动。经药物治疗及针灸理疗无效。1974 年左侧肢体亦渐感乏力。先后赴几家大医院神经内科进行检查：颅神经（-）。两手大小鱼际肌萎缩，右侧甚于左侧。肌力：右上肢 3$^+$ 级，左上肢 5 级；右下肢 3 级，左下肢 4 级。双下肢腱反射亢进，双膝震挛（+），踝震挛（+）。肌电图：典型的慢性前角细胞病损。诊断为进行性肌萎缩脊髓侧索硬化症。经用各种西药治疗，病情有增无减。遂邀余诊视：病人面色萎黄，神疲身倦，形体瘦削，步态腋行，舌苔薄、舌胖边有齿印、质暗红，六脉细弱。此为本元内伤，气化不及，阴阳俱损，肢体失于温养，遂成痿证。治宜培补本元，调和气血，疏通经络，强健筋骨，温养肌肤。拟加味健步虎潜丸，每服 9g，每日 3 次。9 年来一直坚持服用本药，病情稳定，情况良好，肌萎缩控制，肌纤维震颤消失，肌力恢复，面色红润，形体趋丰，精神转佳，坚持半日工作。工作之余，尚能操持家务。[谢文正.加味健步虎潜丸治疗进行性肌萎缩脊髓侧索硬化症.上海中医药杂志，1985，11（22）：32.]

2. 腰痹 刘某，男，56 岁。2013 年 9 月 4 日初诊。诉腰痛 3 个月。既往确诊有腰椎骨质增生合并腰椎间盘突出。腰部酸痛，牵引右腿，偶有灼热、刺痛，无肌肉萎缩，但觉双下肢乏力，大便干结，口干苦，舌红少苔，脉细数。诊断：腰痹，证属肾阴虚火旺。治宜滋阴降火，补肾强腰。予虎潜丸化裁。处方：陈皮 12g，生地黄 20g，黄柏 12g，知母 12g，龟甲 15g，锁阳 15g，白芍 15g，木瓜 12g，丹参 30g，葛根 20g，桃仁 10g，红花 10g，牛膝 20g，当归 15g，薏苡仁 30g，泽泻 20g，威灵仙 15g。日 1 剂，水煎取汁 300mL，分早、晚 2 次温服。

2013 年 9 月 11 日二诊：服上药 2 剂后腰痛减，灼热减轻，便稍干，下肢萎软乏力好转。继予上方治疗。

2013 年 9 月 18 日三诊：病人腰痛已愈，走路自如。嘱生活注意避免劳累，减缓腰部活动，补肾食疗，并常服虎潜丸中成药巩固治疗。[陈永安，王爱民，李勇华.李寿彭痹证验案 4 则，河北中医，2015，37（6）：816–817.]

环 跳

【原文】

　　环跳者，髋骨外向之凹，其形似臼，以纳髀骨[①]之上端如杵者也，名曰机，又名髀枢②，即环跳穴处也。或因跌打损伤，或蹉垫挂镫③，以致枢机错努，青紫肿痛，不能步履，或行止欹侧艰难。宜先服正骨紫金丹④，洗以海桐皮汤⑤，贴万灵膏⑥，常服健步虎潜丸。

正骨紫金丹见巅顶骨伤

海桐皮汤见两颧骨伤

万灵膏见囟骨伤

健步虎潜丸见胯骨伤

【提要】

介绍环跳的解剖结构及受伤的处置要点。

【注释】

①髀骨：即解剖学上的股骨，俗称大腿骨。

②髀枢：股骨与盆外骨交结处，有转枢作用。

③蹉垫挂镫：骑马时因坐垫不当而扭伤。

④正骨紫金丹：本方行气逐瘀，活血止痛，温中和胃。主治跌仆摔坠、闪错扭伤等证，并治一切因瘀血凝结所致之疼痛。详见头面部-巅顶骨。

⑤海桐皮汤：本方具有活血散瘀，通络止痛之功效。主治一切跌打损伤，筋翻骨错，疼痛不止。详见头面部-两颧骨。

⑥万灵膏：本方功专消瘀散毒，舒筋活血，止痛接骨。主治跌打损伤、风湿痹痛等病证。详见头面部-囟骨。

【白话文】

环跳，人体髋部外侧的凹陷处，呈臼形，容纳如杵状的髀骨（股骨）上端，名机、髀枢。跌打损伤、骑跨扭伤导致关节错位突出，大腿部青紫肿痛，不能行走，或是行走艰难、歪倒摇晃。治宜先内服正骨紫金丹，用海桐皮外洗，再贴万灵膏，常服用健步虎潜丸。

【解读】

环跳骨，因为是髀骨所嵌入处，有转枢之作用，故名。今指髋关节，由髋骨的髋臼和股骨头的关节面构成，是典型的球窝关节。髋臼的周缘有纤维软骨构成的髋臼唇，加深髋臼的深度。髋臼切迹则为髋臼横韧带所封闭，髋臼窝内有脂肪组织填充，以缓冲股骨头的冲击。

现今临证，如果髋关节外伤后，常见肿痛，活动不利。如伴有下肢外旋畸形，应该高度怀疑是骨折，常见骨折有股骨颈骨折及粗隆间骨折。如若病人不宜手术，则可先行手法整复。整复要点为首先屈髋及至 90°，沿股骨干纵轴向上牵引；再将患肢内旋、外展；然后保持内旋外展，将下肢伸直。如果骨折复位后，下肢不外旋，复位后卧床牵引 3 个月。治疗期间可口服活血化瘀、强筋壮骨的中药，注意日常护理，以防压疮产生。

大楗骨

【原文】

一名髀骨，上端如杵，入于髀枢之臼，下端如锤，接于胻骨[1]，统名曰股，乃下体两大肢之通称也，俗名大腿骨。坠马拧伤，骨碎筋肿，黑紫清凉，外起白疱[2]，乃因骨碎气泄，此证治之鲜效。如人年少气血充足者，虽形证肿痛而不昏沉，无白疱者可治。法以两手按摩碎骨，推拿复位，再以指顶按其伤处，无错落之骨，用竹帘裹之，每日早服正骨紫金丹[3]。俟三日后，开帘视之，若有不平处，再捻筋结令其舒平，贴万灵膏[4]，仍以竹帘裹之。

正骨紫金丹见颠顶骨伤

万灵膏见囟骨伤

【提要】

介绍大楗骨的解剖结构及受伤的处置要点。

【注释】

①胻骨：亦作"骱"，小腿胫、腓骨之统称。俗称小腿骨。

②白疱：今指水疱，即外伤所致的肿胀，皮肤纹理变宽，透亮。

③正骨紫金丹：本方行气逐瘀，活血止痛，温中和胃。主治跌仆摔坠、闪错扭伤等证，并治一切因瘀血凝结所致之疼痛。详见头面部–巅顶骨。

④万灵膏：本方功专消瘀散毒，舒筋活血，止痛接骨。主治跌打损伤、风湿痹痛等病证。详见头面部–囟骨。

【白话文】

大楗骨，又名髀骨，上端似杵，纳于髋骨的髋臼，下端呈锤状，下连胻骨，是人体下肢主要承重骨支的统称，俗名大腿骨。坠马拧伤后此处骨骼碎裂、肌肉肿胀，皮肤青紫发凉，外起水疱，是因骨碎后气机外泄导致，这种证型疗效很差。如伤者年轻气血充足，虽然肿痛但神志清醒，未起水疱，可救治。先用两手按摩碎骨块、推拿复位，再用手指顶按住伤处，确定没有错位和塌陷的骨块，再用竹帘法包扎，每天早晨服用正骨紫金丹。三天之后，打开竹帘观察，如果骨折断端有错位不平之处，再用手指搓捏体表的结块让其舒平，外贴万灵膏，再用竹帘法包扎。

【解读】

大楗骨，即股骨，是人体最长的管状骨。上端以股骨头与髋臼构成髋关节，下端与髌骨、胫骨上端构成膝关节，支撑全身体重。由于股骨干骨折多由强大暴力引起骨折，常伴严重软组织损伤、休克及全身多发伤，出血甚至可以达到1000ml。由于古代缺乏有效的输血及抢救手段，故年老体弱病人预后较差。故对于股骨干骨折病人，首先应当密切关注病人的生命体征，尤其注意老年病人出现出血性贫血，甚至失血性休克等并发症。

现今临证，对于股骨干骨折复位手法与原文"法以两手按摩碎骨，推拿复位"方法一致，具体为：助手固定骨盆，双手握小腿，屈髋 90°，屈膝 90°，沿纵轴用力牵引，纠正重叠移位。复位后石膏托或大腿夹板固定，配合中药正骨紫金丹内服、外用万灵膏，应加强日常护理，谨防压疮等并发症。

膝盖骨

【原文】

膝盖骨即连骸，亦名膑骨。形圆而扁，覆于楗胻①上下两骨之端，内面有筋联属。其筋上过大腿，至于两胁，下过胻骨，至于足背。如有跌打损伤，膝盖上移者，其筋即肿大，株连于腘内之筋，腘内之筋上连腰胯，故每有腰屈疼痛之证，或下移胻骨则㿃肿，或足腹冷硬，步履后拽斜行也。若膝盖离位向外侧者，则内筋肿大；向内侧者，则筋直腘肿。宜详视其骨如何斜错，按法推拿，以复其位。内服补筋丸②，以定痛散③灸熨之，熏八仙逍遥汤④则愈。

补筋丸见髃骨伤

定痛散见囟骨伤

八仙逍遥汤见玉梁骨伤

【提要】

介绍膝盖骨的解剖结构、受伤症状及处置要点。

【注释】

①楗胻：股骨头与胫骨头相接之处。

②补筋丸：功用活血化瘀，补益肝肾，养血柔筋，主治跌仆蹴闪，筋翻筋挛，筋胀筋粗，筋聚骨错，血脉壅滞。详见四肢部–髃骨。

③定痛散：功效定痛消肿，舒筋和络。主治一切跌打外伤。详见头面部–囟骨。

④八仙逍遥汤：本方功用行气活血散瘀，除湿通痹止痛。主治跌打损伤及风湿痹痛等病证。详见头面部–玉梁骨。

【白话文】

膝盖骨即连骸骨，又名髌骨。外形扁圆，覆盖在股骨下端、胫骨上端连接处，内有肌腱、韧带相连。向上走行穿越大腿部，止于两胁部；向下穿越胫骨，止于足背。如遭受跌打损伤，膝盖向上移位者，附着的肌肉发生肿胀，甚至会牵连到腘部的肌腱和肌肉。腘内之筋向上与腰胯部相连，因此常有弯腰疼痛之证，或向下牵连到小腿则焮肿，或出现足背冷痛僵硬，行走呈拽步斜行步态。如果外伤致髌骨外侧移位，则内侧软组织肿大；向内侧移位者，则肌肉僵直，腘窝肿胀。应当依据骨折移位类型而采取相应手法复位。再内服补筋丸，用定痛散灸熨，熏八仙逍遥汤则会痊愈。

【解读】

膝盖骨即髌骨，为股四头肌肌腱中形成的一块籽骨，也是全身最大的籽骨，略呈三角形，尖端向下，位于皮下，容易触及。该骨上宽为底，尖向下，前面粗糙，后面光滑；能上、下、左、右移动，对膝关节起保护作用。髌骨后面光滑，覆有软骨与股骨髌面相接；前面粗糙，有股四头肌肌腱通过。原文"其筋上过大腿，至于两胁，下过胻骨，至于足背"，在现今看来是错误的，髌骨上极为股四头肌肌腱，下极为髌韧带，两侧有自股内侧肌和股外侧肌延续来的内、外侧支持带，以加强关节囊并防止髌骨向侧方脱位。

原文述"每有腰屈疼痛之证，或下移胻骨则焮肿，或足腹冷硬，步履后拽斜行也"，古人认为腰部软组织是与腘窝处相连的，所以当腰部出现问题时，能够引起下肢的症状。今日认为此证实为腰椎间盘突出症，由于椎间盘的纤维环破裂，髓核组织从破裂之处突出（或脱出）于后方或椎管内，导致相邻脊神经根遭受刺激或压迫，从而产生腰部疼痛，一侧下肢或双下肢麻木、疼痛等一系列临床症状。

现今临证，对于髌骨骨折，认为其多由直接外伤或股四头肌强烈收缩引起，伤后除有膝部压痛、肿胀、血肿诸症外，膝关节完全不能伸直、不能负重。髌骨骨折复位不难，难的是如何维持复位，对于稳定型骨折的病人可用器具总论的抱膝圈合石膏托外固定，采用此法一定要经常观察病人膝部皮肤情况，以防压疮形成。

胻骨

【原文】

胻骨，即膝下踝上之小腿骨，俗名臁胫骨者也。其骨二根，在前者名成骨，又名骭骨^①，其形粗。在后者名辅骨^②，其形细，又俗名劳堂骨。若被跌打损伤，其骨尖斜突外出，肉破血流不止，疼痛呻吟声细，饮食少进，若其人更气血素弱，必致危亡。宜用手法，按筋正骨，令复其位，贴万灵膏^③，以竹帘裹住，再以白布缠之，先服正骨紫金丹^④，继服健步虎潜丸。

万灵膏见囟骨伤

正骨紫金丹见巅顶骨伤

健步虎潜丸见胯骨伤

【提要】

阐述胻骨解剖形态及受伤后的整复手法和药物治疗方法。

【注释】

①骭骨：胫骨。

②辅骨：腓骨。

③万灵膏：本方功专消瘀散毒，舒筋活血，止痛接骨。主治跌打损伤、风湿痹痛等病证。详见头面部-囟骨。

④正骨紫金丹：本方行气逐瘀，活血止痛，温中和胃。主治跌仆摔坠、闪错扭伤等证，并治一切因瘀血凝结所致之疼痛。详见头面部-巅顶骨。

【白话文】

胻骨，就是指膝与踝之间的小腿骨，俗称臁胫骨。胻骨由两根骨骼组成：位于前方者，称为成骨（胫骨），又名骭骨，其外形较粗。位于后方的称为辅骨，外形较细，又俗称劳堂骨。病人跌打损伤导致胻骨断裂、骨折断端斜向外穿透皮肤，肌肉皮肤损伤、血流不止，疼痛呻吟语音低微，饮食少进。如果伤者平素气血亏虚，必定会危及性命。应该用手法正骨复位，外贴万灵膏，用竹帘法固定，再用白布包扎。初期服用正骨紫金丹，后期改服健步虎潜丸。

【解读】

胫腓骨和股骨一样，是承重的重要骨骼，胫骨和腓骨之间有骨间膜相连，直接暴力和间接暴力均可导致骨折的发生，由于小腿的皮肤组织覆盖较少，就如原文所示该处容易发生开放性骨折。

现今临证，除此之外，还应注意腓骨颈处骨折易损伤腓总神经，小腿的中下 1/3 处骨折易出现骨折延迟愈合或不愈合。对于该处骨折复位要点为，首先对抗牵引纠正缩短移位；然后在对抗牵引下，用按揉手法，纠正侧方移位，用挤压手法纠正前后移位。复位后石膏固定 4～6 周，治疗期间可服用活血化瘀、强筋壮骨中药。

踝 骨

【原文】

踝骨者，胻骨之下，足跗之上，两旁突出之高骨也。在内者名内踝，俗名合骨；在外者为外踝，俗名核骨。或驰马坠伤，或行走错误，则后跟骨向前，脚尖向后，筋翻肉肿，疼痛不止，先用手法拨筋正骨，令其复位。再用竹板夹定跟骨，缚于胻骨之上。三日后解缚视之，以枕支于足后，用手扶筋，再以手指点按其筋结之处，必令端平。内服正骨紫金丹[①]，灸熨以定痛散[②]，洗以海桐皮汤[③]，常服健步虎潜丸。若稍愈后，遽[④]行劳动，致胻骨之端，向里歪者，则内踝突出肿大；向外歪者，则外踝突出肿大，血脉瘀聚凝结，步履无力，足底欹斜，颇费调治，故必待气血通畅全複，始可行动。

正骨紫金丹见巅顶骨伤

定痛散见囟骨伤

海桐皮汤见两颧骨伤

健步虎潜丸见胯骨伤

【提要】

阐述了踝骨的位置、形态，以及常见受伤原因及治疗方法，并强调了循序渐进康复方法的重要性。

【注释】

①正骨紫金丹：本方行气逐瘀，活血止痛，温中和胃。主治跌仆摔坠、闪错扭伤等证，并治一切因瘀血凝结所致之疼痛。详见头面部-巅顶骨。

②定痛散：本方功效定痛消肿，舒筋和络。主治一切跌打外伤。详见头面部-囟骨。

③海桐皮汤：本方具有活血散瘀，通络止痛之功效。主治一切跌打损伤，筋翻骨错，疼痛不止。详见头面部-两颧骨。

④遽：读jù，遂，就。

【白话文】

踝骨位于小腿之下脚背之上，两旁凸起的高骨。内侧称内踝，俗称合骨；外侧称外踝，俗称核骨。若骑马坠落伤，或行走扭伤，症见后跟朝前、脚尖朝后、韧带肌肉错位肿胀、疼痛不止。治疗时先用手法拨筋正骨复位，再用竹板夹紧跟骨，包扎固定到小腿。三天后拆解观察，枕头垫于足跟后侧，手捏住踝部肌腱，再用手指点按软组肿胀处，一定能够让患处端正平整。再内服正骨紫金丹，用定痛散灸熨患处，海桐皮汤外洗，常服用健步虎潜丸。假如稍微好转就行走劳作，会导致胕骨下端移位，若向内移位可见内踝突出肿胀；若向外移位可见外踝突出肿胀，血脉瘀堵凝结，行走无力、足底歪斜。这样很难调治，因此一定要等到气血通畅完全康复后，才能正常行走。

【解读】

踝关节是屈戌关节，是全身负重最大的关节，由距骨和远端胫骨与腓骨组成，内外踝和胫骨远端围绕距骨穹窿形成踝关节。胫骨远端内侧为内踝，外侧有腓骨切迹，它与腓骨远端内侧构成远侧胫腓关节。人体在行走、跳跃、上下坡等日常活动中，踝关节的稳定性和灵活性起着重要作用。

现今临证，踝部骨折较为多见，日常生活中或运动场上均易发生。据统计，踝部骨折加上踝部韧带损伤，占全身损伤的 4%～5%。症见外伤后踝部剧烈疼痛、肿胀和皮下瘀血、不能行走。踝关节骨折复位，首先对抗牵引，纠正重叠移位；再内翻旋转，纠正外翻畸形；固定足，按压外踝，纠正外踝移位；背伸足部，纠正后踝移位及距骨向后脱位。复位后石膏或夹板固定 4～6 周，如果像原文所说过早下地，容易出现骨折再次错位，由于踝部关节结构较为复杂，再次手法复位效果不佳。

跗 骨

【原文】

跗者，足背也，一名足跌，俗称脚面，其骨乃足趾本节之骨也。其受伤之因不一，或从陨坠，或被重物击压，或被车马踹研[①]。若仅伤筋肉，尚属易治；若骨体受伤，每多难治。先以手法轻轻搓摩，令其骨合筋舒，洗以海桐皮、八仙逍遥等汤，贴以万灵膏[②]，内服舒筋定痛之剂，及健步虎潜丸、补筋丸。

海桐皮汤_{见两颧骨伤}

八仙逍遥汤_{见玉梁骨伤}

万灵膏_{见囟骨伤}

健步虎潜丸_{见胯骨伤}

补筋丸_{见髑骨伤}

【提要】

阐述了跗骨损伤病因及治疗方法。

【注释】

①踊砑：碾压。

②万灵膏：本方功专消瘀散毒，舒筋活血，止痛接骨。主治跌打损伤、风湿痹痛等病证。详见头面部–囟骨。

【白话文】

跗，就是足背，又名足跌，俗称脚面，跗骨是足趾本节根部的骨骼。跗骨受伤原因各异，或坠落伤，或重物击压伤，或车马碾压伤等。如果仅损伤软组织，比较容易施治；如果伤及骨骼，很难治疗。先用手法轻柔地搓摩以松弛痉挛的肌肉、复位骨骼。再用海桐皮汤、八仙逍遥汤外洗，外贴万灵膏，内服缓解肌肉痉挛疼痛的方药及健步虎潜丸、补筋丸。

【解读】

跗骨，组成足的后半部的短骨，共有 7 块，即跟骨、距骨、足舟骨、骰骨和 3 块楔骨，约占足的后 1/3。由于足背的皮肤肌肉较为薄，在受到外力伤害时往往容易损伤跗骨，加上跗骨为许多韧带的附着点，因此跗骨受损整复时，要注意缓解肌肉痉挛，才便于整复跗骨的移位。再用海桐皮汤、八仙逍遥汤外洗，并在患处贴上万灵膏，内服缓解肌肉痉挛的药物以及健步虎潜丸、补筋丸。

足五趾骨

【原文】

趾者，足之指也。名以趾者，所以别于手也，俗名足节。其节数与手之骨节同。大趾本节后内侧圆骨努突者，一名核骨，又名覈骨①，俗呼为孤拐也。趾骨受伤，多与跗骨相同，惟奔走急迫，因而受伤者多，治法与跗骨同。

【提要】

简述趾骨的形态、创伤原因与治疗方法。

①覈：hé，音同"核"。

【白话文】

趾，足部的脚指。用趾来命名，是为与手指区别，俗称足节。节数与手骨节相同。足大趾本节后内侧凸起的圆骨，称为核骨，又名覈骨，俗称为孤拐。趾骨受伤原因大多与跗骨相同，单是奔走过急而受伤者就众多，治法与跗骨相同。

【解读】

趾骨相当于足的指骨，共 14 块，其中拇趾 2 块，其余各趾均为 3 块。3 块趾骨分别称近节趾骨、中节趾骨和远节趾骨。因趾骨在解剖上毗邻于跗骨，因此其病因相似，治疗方法也有相似之处。

跟　骨

【原文】

跟骨者，足后跟骨也。上承胻、辅二骨之末，有大筋①附之，俗名脚挛筋，其筋从跟骨过踝骨，至腿肚里，上至腘中，过臀抵腰脊，至顶，自脑后向前至目眦，皆此筋之所达也。若落马坠蹬等伤，以致跟骨拧转向前，足趾向后，即或骨未碎破而缝隙分离，自足至腰脊诸筋，皆失其常度，拳挛疼痛，宜拨转如旧，药饵调治，皆同前法。

【按】

正骨紫金丹②、混元膏③、散瘀和伤汤④、海桐皮汤⑤、万灵膏⑥诸药，皆内庭常用经验之方，故以上诸证，多引用之。其或跌打损伤证中，而又兼他病者则不止此数药也，故采前人旧载诸方，集于末卷，以示证治之法，有不可狭隘者焉。

【提要】

阐述了跟骨的形态以及肌肉附着的情况，并简述了相关病因、症状与治疗方法。

【注释】

①大筋：指跟腱。

②正骨紫金丹：本方行气逐瘀，活血止痛，温中和胃。主治跌仆摔坠、闪错扭伤等证，并治一切因瘀血凝结所致之疼痛。详见头面部–巅顶骨。

③混元膏：功用温阳行气，祛瘀止血。主治跌仆瘀损，骨断筋伤。详见头面部–巅顶骨。

④散瘀和伤汤：本方活血祛瘀，散结止痛。主治磕擦碰撞、跌仆损伤所致瘀血凝聚等证。详见头面部–巅顶骨。

⑤海桐皮汤：本方具有活血散瘀，通络止痛之功效。主治一切跌打损伤，筋翻骨错，疼痛不止。详见头面部–两颧骨。

⑥万灵膏：本方功专消瘀散毒，舒筋活血，止痛接骨。主治跌打损伤、风湿痹痛等病证。详见头面部–凶骨。

【白话文】

跟骨，足后跟处骨骼。向上承载胻骨与辅骨末端，有大筋（跟腱）附着，俗称脚挛筋，这根大筋从跟上行经踝骨、小腿肚中、腘窝、臀部、腰脊至巅顶，从脑后绕到目眦，都是这条大筋循行部位。如落马坠伤导致跟骨拧转向前，足趾移位朝后，即使骨骼未破碎，但筋骨间缝隙分离，所以从足至腰的肌肉筋脉，都会偏移正常的位置，痉挛疼痛。应当用手法复位，再用药物调理治疗，具体治疗方法同前文。

正骨紫金丹、混元膏、散瘀和伤汤、海桐皮汤、万灵膏这些药物，都是宫廷常用验方，因此上文所谈诸证，多用这些药物治疗。如跌打损伤又兼其他病证，治疗则不仅仅使用这些药物。因此收集前人记载过的诸方，汇总在末卷，则临证不会局限。

【解读】

跟骨位于距骨的外后侧，向内侧形成载距突与距骨后面相关节，其距侧有跟骨沟供趾深屈肌腱通过。向上在胫骨和腓骨后方形成发达的跟结节，体表明显可见，末端有跟总腱附着，即为原文所说的大筋。古人认为其向上延伸至头部，所以发生跟腱损伤时常常影响其他部位的不适，此或是因古代解剖学发展受限而存在的误解。

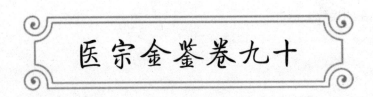

内治杂证法

方法总论

【原文】

今之正骨科，即古跌打损伤之证也。专从血论，须先辨或有瘀血停积，或为亡血过多，然后施以内治之法，庶不有误也。夫皮不破而内损者，多有瘀血；破肉伤腘^①，每致亡血过多。二者治法不同。有瘀血者，宜攻利之；亡血者，宜补而行之。但出血不多，亦无瘀血者，以外治之法治之。更察其所伤，上下轻重浅深之异，经络气血多少之殊，必先逐去瘀血，和荣止痛，然后调养气血，自无不效。若夫损伤杂证，论中不及备载者，俱分门析类，详列于后，学者宜尽心焉。

【提要】

阐述了跌打损伤诸证的血证辨证要点，及瘀血证和亡血证的不同治疗方法。

【注释】

①腘：肌肉。

【白话文】

今之正骨科，主治过去跌打损伤诸证。从血论治，须先辨证属瘀血停积证，还是亡血证，再施用内治法，几乎不会误治。皮肤无破损而有内伤的病人，大多存在瘀血停积；有开放性损伤，则常有失血过多。二者治法不同。证属瘀血内停，宜施用攻坚下利法；证属亡血证，宜补行兼施；出血不多且内无瘀血者，宜施用外治法治疗。此外更要观察创伤的部位、轻重程度、伤口深浅的差异及经络气血多少的不同，治则先祛除瘀血、和营止痛，然后调养气血，如此都能见效。对于损伤的各种证型，总论中未完全记载，都分门别类在下文详述，求学者应尽心学习。

【解读】

本节从中医学辨证论治的角度阐述了跌打损伤诸病不同证型的治疗方法。虽然都是跌打损伤的血证，但也根据病机的不同分为瘀血证与亡血证，对于不同的证型，要谨守病机，才能各得其所。现今临证在前人的基础上发展为三期辨证，即以"瘀去新生骨合"为用药指南，分三期辨证论治。早期：筋骨损伤，瘀血凝结，肿胀疼痛；治宜活血化瘀、消肿止痛。中期：瘀肿已消，病人断骨虽初步愈合，而未坚实筋肉萎弱无力，功能尚未恢复；应该予以活血补肾。后期：骨已接续，但气血未复，筋骨未坚；治宜养气血、补肝肾、壮筋骨。

伤损内证

【原文】

凡跌打损伤、坠堕之证，恶血留内，则不分何经，皆以肝为主。盖肝主血也，故败血凝滞，从其所属，必归于肝。其痛多在胁肋小腹者，皆肝经之道路也。若壅肿痛甚，或发热自汗，皆宜斟酌虚实，然后用调血行经之药。王好古[①]云：登高坠下、撞打等伤，心腹胸中停积瘀血不散者，则以上、中、下三焦分别部位，以施药饵。瘀在上部者，宜犀角地黄汤；瘀在中部者，宜桃仁承气汤；

瘀在下部者，宜抵当汤之类。须于所用汤中加童便、好酒，同煎服之。虚人不可下者，宜四物汤加穿山甲。若瘀血已去，则以复元通气散加当归调之。《内经》云：形伤作痛，气伤作肿。又云：先肿而后痛者，形伤气也；先痛而后肿者，气伤形也。凡打仆闪错，或恼怒气滞血凝作痛，及元气素弱，或因叫号血气损伤，或过服克伐之剂，或外敷寒凉之药，致气血凝结者，俱宜用活血顺气之剂。后列诸方，以备选用。

【提要】

阐述从肝论治血证、分三焦论治血证及血证从气论治。

【注释】

①王好古：元代医家，著有《此事难知》。

【白话文】

凡是因跌打损伤、坠落引起的病证，凡有瘀血内停，则不分归经，都从肝论治。因肝藏血，所以败血瘀结凝滞，究其从属，一定归于肝。疼痛部位多在胁肋、小腹处，都是肝经循行部位。如果肿痛严重，或发热自汗，要先辨别虚实，再选用调血行经的药物。王好古说过：高处坠落伤、撞打等外伤，导致心腹胸中瘀血停积而不消散，则要从三焦来辨别瘀血所在部位，对证施药。瘀血停于上焦，宜用犀角地黄汤；瘀血停于中焦，宜用桃仁承气汤；瘀血停于下焦，宜用抵当汤。汤药中加童便和白酒一起煎服。素体虚弱病人不耐下法，宜用四物汤加穿山甲。如果瘀血已祛除，则用复元通气散加当归调理。《内经》云：气分受伤，就会因气脉阻滞使人感觉疼痛；形体受伤，就会因为肌肉壅滞而肿胀起来。所以凡是先痛后肿的，是因为气病而伤及形体；若是先肿后痛，是因为形伤而累及气分。凡跌打损伤，或怒而气滞血瘀疼痛，以及素体虚弱，或号叫而损伤气血，或过度使用攻伐之品，或外敷寒凉之品而导致气血凝滞，都宜用活血顺气的方药。文后会列出诸方，以备选用。

【解读】

肝藏血，指肝有贮藏血液和调节血量的功能。血液来源于水谷之精微，贮藏于肝脏，供全身各组织器官维持正常的生理活动。若肝病而失其藏血功能，就会出现出血等病证，因此诸多血证皆从肝治。

跌打损伤造成体内出血，离经之血未及时排出，淤积于内，根据瘀血内停部位，从三焦论治。三焦是上焦、中焦、下焦的合称。三焦作为六腑之一，有特定的形态结构和生理功能，按照部位划分，一般将膈以上的胸部，包括心、肺两脏，以及头面部称为上焦；膈以下、脐以上的上腹部，包括脾胃和肝胆等为中焦；脐以下的部位，包括小肠、大肠、肾、膀胱等脏腑及下肢为下焦。三焦通行诸气、运行水液，瘀血内停，则阻碍了诸气及水液运行。所谓"治上焦如羽（非轻不举），治中焦如衡（非平不安），治下焦如权（非重不沉）"。治疗上焦应当用清热解毒、凉血散瘀为主治的犀角地黄汤，由于其牡丹皮、白芍、犀角都是轻灵之品，故善治瘀在上焦者。治疗中焦瘀血用破血逐瘀的桃仁承气汤，使得瘀血从二便而解，又不似抵当汤攻伐峻猛。治疗下焦瘀血用攻逐蓄血的抵当汤，"抵当者，至当也。蓄血者，至阴之属，真气运行而不入者也，故草木不能独治其邪，务必以灵幼嗜血之虫为向导。飞者走阳路、潜者走阴路，引领桃仁攻血，大黄下热，破无情之血结，诚为至当不易之方，毋惧乎药之险也。"（王晋三《绛雪园古方选注》）

一般而言，有形血脉损伤容易产生疼痛，而无形气分受伤容易发生肿胀，然其为肿为痛，复有相因之机。对于先有痛而后肿的病人，因为以气先受伤而形亦受伤，所以称为气伤形也；先有肿而后为痛者，因为以形先受伤，而气亦受伤，谓之形伤气也。形非气不充，气非形不生，形气互相依附，而病之相因者又如此。气血之间有着不可分割的关系，临床上每多气血两伤，肿痛并见，但有所偏盛，或偏重伤气，或偏重伤血，以及先痛后肿，或先肿后痛等不同情况，故在治疗上常须理气活血同时并进。

犀角地黄汤

【原文】

犀角　生地黄（酒浸，另捣）　丹皮　白芍（各等份）
水煎服。

【提要】

犀角地黄汤功用清热解毒，凉血散瘀。原方主治伤损内证蓄血瘀热，瘀在上焦者。现多用于治疗瘀热型银屑病、过敏性紫癜等。

【方歌】

> 犀角地黄芍药丹，血热妄行吐衄斑。
>
> 蓄血发狂舌质绛，凉血散瘀病可痊。

桃仁承气汤

【原文】

大黄　芒硝　桃仁　桂枝　甘草
水煎服，以利①为度。

【提要】

本方功专逐瘀泻热。现主治下焦蓄血证，症见少腹急结，小便自利，神志如狂，甚则烦躁谵语，至夜发热；以及血瘀经闭，痛经，脉沉实而涩者。原著中用于治疗中焦瘀血证。

【注释】

①利：一种治法，即利二便，使得邪从二便解。

【方歌】

> 桃仁承气五般施，甘草硝黄并桂枝。

瘀热互结小腹胀，蓄血如狂最相宜。

【医案助读】

肩部扭挫伤 目的：观察桃仁承气汤散合理筋手法疗法治疗肩部扭挫伤的疗效。

方法：肩部扭挫伤 52 例病人，应用手法治疗的同时予桃仁承气汤散剂配合治疗，观察其疗效。

手法治疗：推拿理筋手法。病人坐位，术者立于患侧，一手握住病人手腕，另一只手在肩周用揉、拿、推、㨰等手法放松肩关节周围肌肉。然后，一手以虎口贴患处徐徐自肩部向下抚摸至肘部重复 5~6 次，接着术者两只手分别抓住病人腕部及肘部，缓慢向内收、外展上举、前屈上举、后伸、内旋与外旋 6 个方向做节律性牵拉松解运动，可重复数次，每次用力均以引起病人可承受的疼痛为止。最后术者再双手握患侧手腕肩外展 60°，肘关节伸直做连续不断的抖动半分钟至 1 分钟。治疗 2~3 周。

中药治疗：桃仁承气汤加减主之。处方：桃仁 12g，大黄 6g，赤、白芍各 6g，芒硝 6g，甘草 6g，桔梗 6g，苏木 6g，当归 6g，川芎 6g，枳实 6g，牡丹皮 6g。打粉制作成散剂，少量蜂蜜调制，每次服约 9g，每日服 2 次，连服 7~9 周。

结果：治愈 29 例，显效 16 例，有效 6 例，无效 1 例，总有效率 98.1%。

结论：桃仁承气汤散合理筋手法疗法治疗肩部扭挫伤有满意疗效。［宋威，石军军. 理筋手法合桃仁承气汤散治疗肩部扭挫伤 52 例临床观察. 内蒙古中医药，2014，33（30）：60－61.］

抵当汤

【原文】

水蛭[①] 虻虫[②]（去翅、足，各三十枚） 大黄（酒浸，三两） 桃仁（去皮、尖，三十枚）

水煎，去渣，取三升，温服一升，不下再服。

【提要】

本方功用攻逐蓄血。主治下焦蓄血证。症见发狂或如狂，少腹硬满，小便自利，喜忘，大便色黑易解，脉沉结，及妇女经闭，少腹硬满拒按者。

【注释】

①水蛭：咸、苦，平；有小毒。归肝经。破血，逐瘀，通经。用于癥瘕痞块，血瘀经闭，跌仆损伤。

②虻虫：味苦，微寒；有小毒。归肝经。破血逐瘀，通经消癥。用于血滞经闭，癥瘕，蓄血证，仆损瘀痛。

【方歌】

> 抵当汤丸用大黄，水蛭虻虫桃仁帮。
>
> 逐瘀活血皆峻猛，顽固瘀血能除光。

【医案助读】

髋关节周围骨折 目的：分析抵当汤合四妙勇安汤对髋关节周围骨折病人下肢深静脉血栓的预防作用。

方法：选取2015年1月～2018年1月治疗的髋关节周围骨折病人80例，随机分为观察组与对照组，每组40例。所有病人术后均给予相同的基础治疗。对照组给予低分子肝素治疗，疗程为2周；观察组在对照组基础上给予抵当汤合四妙勇安汤治疗（水蛭8g，土鳖虫4g，当归20g，桃仁10g，金银花30g，大黄12g，玄参30g，甘草10g，萆薢12g，牛膝12g），水煎口服，1次/日，疗程为2周。观察2组病人术后和治疗2周后的D-二聚体（D-D）水平、纤维蛋白原（Fbg）、血浆黏度与血沉指标；记录2组病人术后24小时内、治疗2～14天下肢深静脉血栓发生的情况。

结果：治疗后观察组病人的D-D水平、Fbg水平、血浆黏度与血沉指数均低于对照组（$P<0.05$）；2组病人术后24小时、治疗2～14天下肢深静脉血栓发生概率无明显差别（$P>0.05$），观察组发生下肢深静脉血栓的总概率低于对照组（$P<0.05$）。

结论：抵当汤合四妙勇安汤对髋关节周围骨折病人下肢深静脉血栓的预防效果比传统西医治疗效果更好。[刘三元.抵当汤合四妙勇安汤对髋关节周围骨折患者下肢深静脉血栓的预防作用分析.光明中医,2018,33(24):3678-3680.]

复元活血汤

【原文】

柴胡（五钱）　当归　穿山甲[①]（炮）　天花粉（各三钱）　甘草　红花（各二钱）　桃仁（去皮、尖，五十个）　大黄（酒浸，一两）

上将桃仁研烂，余药锉，如麻豆大，每服一两。水二盏，酒半盏，煎至七分，去渣，大温，食前服，以利为度。

【提要】

本方活血祛瘀，疏肝通络。主治跌打损伤，瘀血阻滞证，症见胁肋瘀肿，痛不可忍。

【注释】

①穿山甲：味咸，微寒。归肝、胃经。通经下乳，祛瘀散结，消肿排脓，外用止血。用于经闭，乳汁不下，癥瘕痞块，瘰疬，痈疽肿毒，风湿痹痛，肢体拘挛或强直。由于穿山甲为国家保护动物，现可用王不留行代替。

【方歌】

复元活血汤柴胡，花粉当归山甲俱。

桃仁红花大黄草，损伤瘀血酒煎去。

【医案助读】

1. 外伤性手臂皮下血肿　劳某某，女，85岁。2017年7月25日初诊。曾因掉入水中，被人拉起致右前臂肿痛，"软组织挫伤"。刻下：右前臂肿胀疼痛2周。B超示：右前臂下段皮下见76mm×19mm无回声区，内可见絮状回声。便结，舌苔薄白、根腻，脉小弦。治以活血通络，益气健脾。方用复

167

元活血汤加减：黄芪、天花粉各 20g，制大黄、当归、桃仁、苍术、炒谷芽、炒麦芽、太子参、生白术、茯苓各 10g，柴胡、红花、穿山甲、炙甘草各 6g。3 剂。

二诊：关节肿痛，局部肿胀，面积 50mm×19mm，口干，便秘，舌苔薄白、根腻，脉小弦。前方续服 3 剂。

三诊：右手臂又肿胀，面积 40mm×19mm，口干，便秘，舌苔薄白，脉小弦。治以活血通络，益气健脾。前方加三七粉 3g，3 剂。

四诊：右前臂肿胀有缓，面积 40mm×10mm，口干，便秘，舌苔薄白，脉小弦。仍予前方 7 剂。[陈路阳，陈峰. 复元活血汤加减治疗血证医案三则. 浙江中医杂志，2018，53（8）：615.]

2. 肋骨骨折术后疼痛 宋某，女，49 岁。2017 年 8 月 10 日初诊。15 天前因车祸挫伤胸肋部，致第 3～12 肋骨骨折，5 天前行肋骨骨折内固定术。术后胸胁部疼痛难忍，使用盐酸羟考酮缓释片止痛，疼痛虽缓解，但停药则痛不可忍，因虑久服该药会成瘾，故停用该药，求服中药。就诊时症见背部一长约 15cm 的手术切口，伤口周围及胸背部肌肉痉挛性剧痛，轻微触碰即诱发痉挛。纳差，便秘，舌暗、有瘀点，脉弦涩。此为外伤并手术损伤经脉，瘀血留滞胸胁所致。治宜活血祛瘀，疏肝通络，破血止痛。方用复元活血汤。处方：柴胡 10g，天花粉 15g，酒大黄 10g，桃仁 15g，红花 10g，当归 20g，炮穿山甲（冲末兑服）6g，甘草 6g。水煎，每天 1 剂，分 2 次温服。服药后肌肉痉挛仍有发作，但疼痛缓解，停药则剧痛，不可忍受。连服 21 剂后疼痛完全消失。[宋炜熙，任桂芳，赵玉霞. 复元活血汤临床验案举隅. 湖南中医杂志，2019，35（1）：82－84.]

巴戟汤

【原文】

巴戟①（去心） 大黄（各半两） 当归 地黄 芍药 川芎（各一两）

上为末，水煎服，以利为度。

【提要】

本方行气活血，补肾祛瘀。主治从高坠下及打仆内损血闭，昏冒嗜睡，不能饮食，及脏腑不通。

【注释】

①巴戟：味甘，辛，微温。归肾、肝经。补肾阳，强筋骨，祛风湿。用于阳痿遗精，宫冷不孕，月经不调，少腹冷痛，风湿痹痛，筋骨痿软。

【方歌】

> 巴戟汤中用大黄，当归地黄芍药襄。
>
> 再加川芎活气血，腰脚不遂皆能康。

【医案助读】

膝骨关节炎 目的：探讨巴戟天汤治疗膝骨关节炎的临床疗效。

方法：选取 2017 年 3 月～9 月北京中医药大学东方医院骨科门诊收治的 50 例肾阳亏虚、风寒湿痹型膝骨关节炎病人为研究对象，予以巴戟天汤口服 4 周治疗，服药后观察 2 周，分析比较治疗前后病人疼痛视觉模拟评分（VAS）、纽约特种外科医院膝关节评分（HSS）及中医证候评分的差异。

结果：50 例病人均获得随访，随访期间病人均无严重不良反应发生。治疗后及治疗后 2 周，VAS、中医证候评分均低于治疗前（$P < 0.05$），HSS 评分高于治疗前（$P < 0.05$）；治疗后 2 周进行中医证候疗效评价，其中优 7 例，良 24 例，中 16 例，优良率为 65.96%（31/47），总有效率为 100%（47/47）。

结论：巴戟天汤治疗肾阳亏虚、风寒湿痹型膝骨关节炎的临床疗效显著。
[黄江海，王亚非，柏立群. 巴戟天汤治疗膝骨关节炎的临床疗效. 医学综述，2018，24（4）：816.]

破血消痛汤

【原文】

羌活　防风　官桂（各一钱）　苏木（一钱半）　柴胡　连翘　当归梢（各二钱）　麝香（另研，少许）　水蛭（炒去烟尽，另研，二钱）

上为粗末，共一服，酒二大盏，水一盏。水蛭、麝香另研如泥，余药煎至一大盏，去火，稍热，调二味服之，两服立愈。

【提要】

本方行气散瘀，逐瘀止痛。擅治脊骨跌伤，恶血流于胁下，疼痛不能转侧，妨于饮食。

【方歌】

破血消痛用羌防，桂苏柴翘归麝香。

水蛭最能破瘀血，胁下恶血最擅消。

清心药

【原文】

牡丹皮　当归　川芎　赤芍药　生地黄　黄芩　黄连　连翘　栀子　桃仁　甘草（各等份）

上引用灯心草、薄荷煎，入童便和服。

【提要】

本方清热散瘀，活血止痛。擅治跌打损伤、骨折脱臼等。

【方歌】

> 清心药治跌打伤，丹皮当归赤芍药。
>
> 地芎连苓翘栀子，桃仁甘草等份尝。
>
> 灯心薄荷与童便，骨折脱臼可复康。

止痛药

【原文】

当归　牛膝　川芎　怀庆生地　赤芍药　白芷　羌活　独活　杜仲　续断（各一两）肉桂　八角茴香　乳香　没药（各五钱）南木香　丁皮　沉香　血竭（各二钱半）

上为末，老酒调用。

【提要】

本方行气活血，温经止痛。治疗跌打疼痛诸证。

【方歌】

> 止痛药中首当归，牛膝川芎地赤芍。
>
> 芷羌独仲与续断，肉桂八角加茴香。
>
> 乳没木香同丁皮，沉香血竭止痛方。

活血顺气何首乌散

【原文】

何首乌（三钱）当归　赤芍药　白芷　乌药　枳壳　防风　甘草　川芎　陈皮　香附　紫苏　羌活　独活　肉桂（各一钱）

上薄荷、生地黄煎，入酒和服。疼痛甚者，加乳香、没药。

【提要】

本方功专活血化瘀，顺气止痛。主治跌打损伤，瘀血攻心，不能言语。

【方歌】

> 活血顺气何首乌，归芍白芷并乌药。
>
> 枳壳防风甘草芎，陈皮香附紫羌独。
>
> 桂薄生地加酒服，痛甚再可加乳没。

调经散

【原文】

川芎　当归　芍药　黄芪（各一钱半）青皮　乌药　陈皮　熟地黄　乳香（各一钱）

上作一服，水二盅，煎至一盅，不拘时服。

【提要】

本方可活血养血，调经止痛。主治经期瘀血留滞经络。

【方歌】

> 调经散擅治女科，川芎当归芍芪佐。
>
> 青皮乌陈能理气，熟地滋阴固本源。
>
> 乳香兼能调气血，经期疼痛病可瘥。

牡丹皮散

【原文】

牡丹皮　当归　骨碎补　红花（酒浸）续断　乳香　没药　桃仁　川芎　赤芍药　生地黄（各等份）

上水酒煎服，却用秫米①饭热罨敷，冷又蒸热，换敷。

【提要】

本方活血化瘀，行气止痛。擅治跌仆闪挫伤损、滞血疼痛之证。

【注释】

①秫米：味甘，性微寒。归肺、胃、大肠经。祛风除湿，和胃安神，解毒敛疮。主疟疾寒热，筋骨挛急，泄泻痢疾，夜寐不安，肿毒，漆疮，冻疮，犬咬伤。

【方歌】

> 牡丹皮治跌打伤，当归骨碎与红花。
>
> 续断乳没加桃仁，川芎赤芍生地黄。
>
> 跌仆闪挫能见效，活血止痛功效良。

【解读】

目前该方临床多运用于女子情志抑郁，致肝气郁结，肝失疏泄。因气机不利，影响冲任通盛而致闭经，为气郁血滞证者。骨科运用较少，鲜有文献摘录。

橘术四物汤

【原文】

当归　川芎　白芍药　怀庆生地（各二钱）　陈皮　白术　红花（各一钱）　桃仁（十枚）

上生地黄煎服。骨节疼，加羌活、独活。痛不止，加乳香、没药。

【提要】

本方可活血化瘀，和胃止痛。擅治跌打损伤，血瘀身痛。

【方歌】

> 橘术四物治损伤，方用桃红四物汤。
>
> 再加橘皮和白术，活血散瘀损伤康。
>
> 骨节疼痛加羌独，痛不可止投乳没。

当归补血汤

【原文】

当归　川芎　白芍药　熟地黄　防风　连翘　羌活　独活　乳香　没药　白芷　续断　杜仲（各等份）

上生地黄煎，入童便和服，不可用酒。气虚，加人参、白术、黄芪。

【提要】

本方止痛兼补。主治金刃所伤及跌磕打仆，皮肉破损，亡血过多。

【方歌】

当归补血治外伤，川芎白芍熟地黄。

防风连翘羌独活，乳没杜仲芷断和。

生地童便同调服，气虚再加参术芪。

【医案助读】

术后贫血　唐某，男，69 岁。以右膝关节疼痛伴功能活动受限 5 年加重 3 个月为主诉入院，入院 X 线示右膝关节退行变。入院诊断：右膝重度骨关节炎。拟行右全膝关节置换术。术前 RBC：4.38×10^{12}/L，HGB：141.0g/L，HCT：41.4%，MCV：94.5fL。常规应用蔗糖铁注射液 100mg/次，静脉滴注，每天 1 次，连用 3 天。同时口服当归补血汤加减，组成为：黄芪 50g、当归 10g、茯苓 15g、白术 10g、山楂 10g、延胡索 10g。共服 7 剂，以水煎服，每天 1 剂，早晚饭后温服。术后第 1 天病人少神，面色少华，神疲乏力，少气懒言，纳眠差，舌淡、苔薄白，脉弱。引流量 280ml。血常规 RBC：3.50×10^{12}/L，HGB：110g/L，HCT：36.9%，MCV：94.4fL。术后第 3 天病人神可，面色少华，少气懒言，纳可眠差，舌淡、苔薄白，脉弱；体温：37.8℃；RBC：3.20×10^{12}/L，HGB：98g/L，HCT：33.7%，MCV：96.3fL。术后 1 周病人神清，精神可，RBC：3.90×10^{12}/L，HGB：124g/L，HCT：38.6%，MCV：95.1fL。[曹兴巍，龚维．蔗糖铁注射液联合当归补血汤治疗膝关节置换术后贫血临床研究．亚太传统医药，2016，12（8）：117-118．]

复元通气散

【原文】

木香　茴香(炒)　青皮(去皮)　穿山甲(酥炙)　陈皮　白芷　甘草　漏芦　贝母(各等份)

上为末，每服一二钱，温酒调下。

【提要】

本方理气止痛。治打仆伤损作痛或气滞作痛等证。

【方歌】

> 复元通气用木香，芷甲漏芦小茴香。
>
> 贝母甘草青陈皮，理气止痛跌仆伤。

【医案助读】

胸部外伤　王某某，女，23 岁。1 周前于自行车上跌下，右侧胸胁为车把碰伤，当时即感疼痛。自服参三七片、外贴麝香虎骨膏等，治疗 1 周，未见好转，且右腋下近胸处起一包块，约 3cm×4cm，界限清楚而稍硬，色微红且微热，按之痛剧；伴胸闷太息，吸气痛增。舌苔薄黄，脉弦滑有歇止。此气滞血瘀、化热成毒。宜以活血通气、解毒消结为治。方用复元通气散加味：醋青皮、广陈皮、制乳没、炒枳壳各 5g，当归尾、金银花、净连翘、浙贝母、炮穿山甲、春柴胡各 10g，全瓜蒌 20g，生甘草 3g；外用七厘散 5g、白矾 10g、雄黄 10g，共为细末，凡士林凋涂。

上法连用 4 天，肿块见消，疼痛显减，胸闷已除。再宗原方去乳没、枳壳，加苏木、桃仁各 10g；外治法不变。继续治疗 3 天而愈。

按：本案因外伤而致血瘀气滞，瘀滞化热、炼液成痰，气血痰毒瘀阻而致局部红肿热痛,久必成痈。故用复元通气散通气解毒散结,加归尾、乳没、苏木、桃仁助炮穿山甲以活血化瘀;佐以柴、枳协青、陈疏肝理气,浙贝助瓜蒌化痰散结。外治以七厘散去痛,拔毒散(明矾、雄黄为二味拔毒散)拔毒。内外兼施,事半功倍,一周即令瘀拔毒散气通而愈。[管济生.《外科精要》复元通气散临床举隅.北京中医,1992,(4):26-27.]

伤损出血

【原文】

伤损之证,或患处或诸窍出血者,此肝火炽盛,血热错经而妄行也,用加味逍遥散清热养血。若中气虚弱,血无所附而妄行,用加味四君子汤、补中益气汤。或元气内脱不能摄血,用独参汤加炮姜以回阳;如不应,急加附子。如血蕴于内而呕血者,用四物汤加柴胡、黄芩。凡伤损而犯劳碌,或怒气肚腹胀闷,或过服寒毒等药致伤阳络者,则为吐血、衄血[①]、便血、尿血;伤于阴络者,则为血积、血块、肌肉青黑。此皆脏腑亏损,经隧[②]失职,急补脾、肺二脏自愈矣。

【提要】

分别从血热出血、气虚出血、亡血等角度阐述伤损出血的治疗。

【注释】

①衄血:流鼻血。

②经隧:经脉。

【白话文】

伤损之证,患处或是诸窍出血,这是由于肝火旺盛,血热离经而妄行,可用加味逍遥散清热养血。如果中气虚弱,血无所附而妄行,可用加味四君子汤、补中益气汤。如果元气内脱不能统摄血液,可用独参汤加炮姜来回阳固气以摄血；如果不见效，立刻加附子。如果是瘀血内蕴而出现呕血，可用四物汤加柴胡、黄芩。凡伤损又辛苦劳碌，或者因发怒导致肚腹胀闷；或过服寒凉清苦之品，损伤阳络，症见吐血、衄血、便血、尿血；如伤阴络，则症见血积、血块、肌肉青黑。这都是因为脏腑亏损，经脉失调，立即补益脾、肺二脏就能痊愈。

【解读】

伤损出血为伤科常见之证。凡血不循常道，上溢于口鼻诸窍之鼻衄、齿衄、呕血、咯血，下出于二阴之便血、尿血以及溢于肌肤之间的肌衄等均属本证范畴。可分为血热证、气不摄血证、气随血脱证。肝经郁热，血热迫血妄行，可见各种出血，以疏肝清热为要；气虚失血，是因脾气虚弱，失去统摄，致血溢脉外，治以健脾补气、益气以摄血；而气随血脱，是因损伤大出血，气随血脱，阳气虚衰，此证危急，需立刻回阳救逆。

加味逍遥散

【原文】

白术　茯苓　当归　白芍（各二钱）　柴胡（一钱）　薄荷（五分）　黑栀　丹皮（各一钱五分）

水煎服。

【提要】

本方养血健脾，疏肝清热。主治肝郁血虚，内有郁热证。

【方歌】

逍遥散用柴归芍，薄荷苓术煨姜枣。

疏肝健脾调经卓，肝郁血虚兼脾弱。

若有郁热加丹栀，清热解郁诸证痊。

补中益气汤

【原文】

人参（二钱）　黄芪（炙，二钱）　白术（炒，一钱五分）　当归（一钱五分）　升麻（五分）　柴胡（五分）　陈皮（八分）　甘草（炙，三分）

引用姜、枣，水煎服。

【提要】

本方补中益气，恢复统摄。主治伤损气虚出血的病证。因气能摄血，气虚不足，无权统摄则会出现。一般表现为出血量或多、或少，出血时间较长，病人疲乏无力、懒言少语，舌苔薄白，脉虚无力。

【方歌】

> 补中益气芪术陈，升柴参草当归身。
>
> 虚劳内伤功独擅，亦治阳虚外感因。

四君子汤

【原文】

人参　白术　茯苓（各二钱）　甘草（炙，一钱）

引用姜、枣，水煎服。

【提要】

本方为基础补益剂，具有益气健脾功效。主治脾胃气虚证，面色萎黄，语声低微，气短乏力，食少便溏，舌淡苔白，脉虚弱。临床常用于治疗慢性胃炎、消化性溃疡等属脾气虚者。

【方歌】

> 四君子汤中和义，参术茯苓甘草比。

益以夏陈名六君，祛痰补气气虚饵。

除却半夏名异功，或加香砂气滞使。

四物汤

【原文】

当归（三钱）　川芎　白芍药（二钱）　熟地黄（三钱）

水煎服。

【提要】

本方功专补血配活血，动静相伍，补调结合，补血而不滞血，行血而不伤血。主治营血虚滞证。

【方歌】

四物地芍与归芎，血家百病此方通。

补血调血理冲任，加减运用在其中。

【解读】

四物汤由当归、川芎、白芍、熟地黄四味药材组成，对于各种血证都可以用此方来治疗，有着补血调血、疏通冲任的作用。对于各种不同的血证可以用本方加减运用。

【医案助读】

1. 头部挫伤　盛某，女，13 岁。2001 年 11 月 16 日诊。病人 2 小时前被高处落下之木板击中头枕部，当即昏迷 5 分钟，醒后呕吐胃内容物 2 次。就诊时头痛、头昏，不能回忆受伤经过，门诊拟"脑震荡"收住入院。查体：面色苍白，双目紧闭，呼之能应，问之能答，时有恶心，双侧瞳孔等大等圆，光反射存在，五官无异常渗漏，头枕部有一约 3cm×4cm 血肿，颅骨无明显凹陷，颈软。神经系统检查无病理性引出。舌淡红、苔薄白，脉弦。证属瘀血阻滞头部络脉，以致气机升降失司。拟桃红四物汤加减。处方：当归 10g，赤芍 5g，白芍 5g，川芎 5g，生地 10g，红花 5g，桃仁 5g，柴胡 3g，白芷 3g，姜半夏 8g，陈皮 5g。2 剂，每日 1 剂，水煎服。经服上药，病人面色转红润，头痛减轻，呕吐止，但不思饮食，腹胀不舒，大便 3 天未解，脉弦，舌质淡红、苔薄黄。原方去姜半夏、柴胡、白芷，加枳壳、番泻叶，1 剂。药后大便 3 次，腹胀除，精神转佳，胃纳增加，头痛、头昏基本消失，继用桃红四物汤佐宁心安神之品治疗 1 周，病愈出院。

按：脑为"元神之府，性喜宁静，恶扰动"。病人被高处落下之木板击中头部，脉络受损，血离经隧，阻滞脑络，导致气机失畅，清阳不升，浊阴不降。本例病位在头，瘀血是病之本。"血实宜决之"，故以活血化瘀、升降气机为其法。方中桃仁、红花、川芎、赤芍活血化瘀，当归、白芍、生地养血活血、养肝柔肝，柴胡疏肝理气，姜半夏、陈皮和胃降逆。药证相合，故收效满意。

2. 肋骨骨折 金某，女，40 岁。2001 年 3 月 10 日诊。2 天前骑自行车不慎摔倒，车把梗伤左胸，当即感到胸部疼痛，继而疼痛逐渐加剧，伴有咳嗽，咳嗽时胸痛难忍，舌淡红、苔薄白，脉弦滑。查体：左胸第 4、5 肋腋前线压痛明显，局部有皮下瘀斑。X 线提示左胸第 5 肋骨骨折，无气、血胸征象。证属瘀血阻滞，肺失清肃。拟桃红四物汤加减：当归 10g，赤、白芍各 10g，川芎 5g，生地 12g，酒制延胡索 10g，枳壳 8g，红花 5g，桃、杏仁各 8g，浙贝母 10g，三七粉 3g（吞服），甘草 3g。5 剂，水煎服，每日 1 剂。药后疼痛减轻，又服原方加减共服 25 剂，病人痛除咳止，病告痊愈。

按：肺主气，司呼吸。《血证论·咳嗽》说："久身之道，不可有塞滞。内有瘀血，则阻碍气道，不得升降，是以壅而为咳。"本例肋骨骨折，骨断筋伤，经脉受损，气血瘀滞，肺失清肃，上逆为咳。治疗必须活血化瘀，调其脏气。方中桃红四物汤活血化瘀，浙贝母、杏仁、枳壳化痰理气止咳，是以瘀去而咳逆止。

3. 骨盆骨折伴骶髂关节脱位 钱某，男，43 岁。2002 年 1 月 15 日诊。因被大块原木挤压骨盆左右侧面致骨盆部疼痛、肿胀 10 小时入院。检查：神清，精神萎靡，痛苦貌，两侧臀部肿胀，大片皮下瘀斑，不能起坐和翻身，双下肢活动困难。骨盆环压痛广泛。X 线提示右侧耻骨骨折合并同侧骶髂关节脱位，左侧髂骨翼骨折。给予补液、止血、抗感染治疗，同时行右股骨髁上骨牵引术。4 天来，病人持续发热，体温 38℃～39℃，烦躁，口干，纳呆，腹满胀痛，舌苔黄腻，脉弦滑。处方：桃仁 15g，红花 6g，当归 10g，赤、白芍各 10g，生地 15g，川芎 8g，川牛膝 10g，酒制延胡索 10g，麦冬 15g，生大黄 15g，玄明粉 12g，甘草 3g。水煎，日服 1 剂。1 剂后大便 3 次、色暗，腹胀除，体温恢复正常，精神好转。继续以桃红四物汤加减治疗 20 天，病愈出院。

　　按：本例为骨盆骨折伴骶髂关节脱位，骨断筋伤，气血瘀阻，错经妄行，瘀血遏久，郁而化热，积滞肠道，腑气不通，表现为发热、腹胀、大便秘结。治宜活血祛瘀、泄热通便。方中加赤芍活血散瘀，生地凉血化瘀，加用调胃承气汤泄热通便，使瘀热邪毒积滞随泻而解。[黄旭晴. 桃红四物汤治疗骨伤病证举隅. 中国中医急症，2002，11（4）：267.]

独参汤

【原文】

人参（一两）

水煎服。

【提要】

本方可补气固脱。对于大量失血后的危急证候，服用本方可起抢救作用。

【方歌】

> 独参汤中用人参，补气摄血固脱证。
>
> 亡血之后性命危，急服此方可保身。

瘀血泛注

【原文】

伤损瘀血泛注之证，乃跌仆血滞所致。盖气流而注，血注而凝，或注于四肢关节，或留于胸腹腰臀，或漫肿，或结块。初起皆属肝脾郁火。

【提要】

阐述瘀血形成的原因和瘀血停留的部位及分类。

【白话文】

瘀血泛注之证，是血液溢出脉外或积于组织间隙，或瘀于器官内而引起的一种病证。因跌倒损伤之后血液停滞导致，由于气机运行阻滞，血液瘀滞而凝结，或停留在四肢关节部位，或瘀血停留在胸部、腹部、腰部、臀部，或造成全身肿胀，或瘀血凝结成块。这些证型一开始病机皆为肝脾郁火。

【解读】

瘀血，体内血液瘀滞于一定处所的病证。其中，溢于经脉外积存于组织间隙的坏死血液，称为"恶血"；因血液运行受阻，淤积在经脉管内或器官内的又称"蓄血"，也属瘀血的范围。受伤之后出现的瘀血，就是因为血流停滞在人体某一部位造成的，而血流的停滞又与精气的流动有关系。中医学认为"气为血之帅"，血液的流动是由于气的推动，而人跌倒受伤之后，气的流动会暂时停滞，继而血流也会停滞，并且凝结在一块，形成瘀血。

与瘀血关系密切的两脏，一为肝（如前述），二为脾。脾主统血，指其有管理血液，使其循经运行而不外溢的功能。血随气行，故不外溢。若脾气虚弱，不能统摄血液，则血不循经运行，从而发生各种出血性疾病。若恶血已生，郁结于内，有形之邪不得流散则易致发热，故原文所述证皆属肝、脾郁火。

【原文】

急用葱熨法，内服小柴胡汤以清肝火，次用八珍汤以壮脾胃，或益气养荣汤，久服自然①收功。若日久溃破而气血虚者，宜十全大补汤；若溃而寒邪凝滞不敛者，宜豆豉饼祛散之。

【提要】

阐述瘀血的对证治疗方剂。

【注释】

①自然：水到渠成。

【白话文】

先用葱熨法，内服小柴胡汤以清肝火，再服用八珍汤来补养脾胃，或者益气养荣汤，长期服用自然会有疗效。如病久瘀血滞留处溃烂破损而气血两虚，宜服用十全大补汤；如果溃烂并且寒邪凝滞导致溃口久不收敛，宜用豆豉饼来祛瘀散寒。

【解读】

跌打损伤初期出现的瘀血，多因肝脾郁火所致，此时应先用葱熨法，并予小柴胡汤清泄肝脾郁热，再服用八珍汤或者益气养荣汤来益气养血。瘀血也有几种非常难处理的情况，如果是受伤时间太长并且皮肤溃烂破损的，这种情况会导致气血两虚，针对气血两虚，可以使用十全大补汤；如果溃烂并且寒邪凝结停滞不收敛的情况，就应该用豆豉饼来祛散寒邪。

【原文】

此证若不补气血，不慎起居，不戒七情①，或用寒凉克伐，俱属不治。

【提要】

阐述瘀血形成后的禁忌证。

【注释】

①七情：即喜、怒、忧、思、悲、恐、惊七种情志变化。

【白话文】

瘀血泛注之证如果不补气养血，不谨慎起居，不戒除七情，或者用寒凉之品攻伐，都无法治好。

【解读】

瘀血内停日久不散不仅会失去血液的濡养，并易阻滞气机、影响血脉运行且瘀血不去、新血不生，最终会导致气血两虚。治疗原则上如果没有兼顾补养气血，瘀血难消。起居不慎也会导致脏腑经络及气血失常。喜、怒、忧、思、悲、恐、惊七种情志太过或不及容易损伤脏腑精气，导致七情内伤，诱发瘀血加重。另，虽瘀血初期多属肝脾郁火，但不能用寒凉之品攻伐，易损脾阳，寒积于内，瘀血难去。上述这些都属于不正确的治法。

小柴胡汤

【原文】

柴胡（二钱） 黄芩（一钱五分） 半夏（制） 人参（各一钱） 甘草（炙，五分）

引用姜二片，水煎服。

【提要】

本方功专疏肝解郁，和解少阳。主治伤寒少阳病证，少阳病证，瘀血泛注证。

【方歌】

小柴胡汤和解功，半夏人参甘草从。

更用黄芩加姜枣，少阳百病此方宗。

【医案助读】

1. 肋间神经痛 刘某，男，33 岁。2001 年 4 月初诊。自诉左侧胁肋部疼痛 1 年余。曾服谷维素及肌内注射维生素 B$_{12}$，疾病未愈。近来疼痛益甚，主要表现为左侧 4、5、6 肋间部自背沿肋间向前放射的持续性疼痛并时有阵发加剧。痛点固定，夜间尤甚，情志抑郁，表情痛苦，喜叹息，舌质瘀暗，脉弦涩。经放射线等检查排除器质病变。诊断为肋间神经痛。中医辨证属肋痛，瘀血停着。治宜活血化瘀，和解少阳。方选小柴胡汤加味。药用：柴胡 9g，黄芩 9g，清半夏 9g，党参 10g，甘草 6g，生姜 6g，大枣 3 枚，香附 12g，姜黄 10g，炒桃仁 9g，赤芍 10g，大黄 6g，川楝子 9g，旋覆花 6g（包煎），丹参 20g。水煎 5 剂。胁肋疼痛减轻。原方续服 5 剂。胁肋部偶感隐痛，舌质红有瘀点，脉弦细涩。改汤为散缓图之。药用：柴胡 30g，黄芩 30g，清半夏 30g，党参 30g，甘草 30g，大枣 15g，炒桃仁 30g，当归 40g，白芍 30g，沙参 40g，川楝子 40g，枸杞子 60g，生地 50g，麦冬 50g。上药共为细末，每服 10g，日 2 次，共服 20 余天，病愈。[王彦如. 小柴胡汤加味治疗瘀血病证例析. 实用中医内科杂志，2005，19（4）：361.]

2. 银屑病性关节炎 吴某，女，64 岁。2016 年 10 月初诊。病人诉反复发热伴周身关节疼痛已历 6 年。曾多处求治乏效，年初曾在北京大学三附院风湿免疫科确诊为银屑病性关节炎，服来氟米特等药未能控制病情。近 2 个月来病人持续低热，多处求治仍发热不退，近来在某中医处被处以温肾助阳之干姜、川乌等药，服后热势骤增，最高体温达 38.9℃，由其女扶持并携前方前来询问可否续服。现症：面色晦暗，神情焦躁，胸胁苦满，胃纳甚差（甚则闻食即呕），肘肩及腰膝等关节酸痛，每日下午热势加重，舌质红，舌中薄黄苔，脉弦。忆病人所述正与《伤寒论》"寒热往来，胸胁苦满，默默不欲饮食，心烦喜呕"之小柴胡汤四大主症雷同，遂嘱其停用前方，处以小柴胡汤加味。药物如下：柴胡 18g，黄芩 10g，半夏 10g，党参 30g，甘草 6g，大枣 15g，连翘 30g，鸡内金 12g，薏苡仁 30g，蒲公英 30g，知母 10g，生姜 3 片。7 剂，每日 1 剂，水煎分早、晚温服。

二诊：其女代述，病人服药 3 天后自觉诸症缓解，恶寒发热较前明显减轻，最高体温 37.5℃，胃纳可，周身轻松许多，语音响亮。现已回老家，要求继续服药巩固疗效。笔者通过微信视频，观病人精气神及舌苔、舌质均无大碍，遂守前方改柴胡为 30g，嘱继服 14 剂后发热未现，仍仅以西药来氟米特维持。1 年后偶遇其女，问及病人病情，答曰病人发热未发，不仅生活能够自理，尚能下田地干农活，甚是欣慰。

　　按：少阳包括足少阳胆和手少阳三焦，凡邪气侵犯少阳，可使少阳经腑同病，导致肝胆疏泄不利，气机不舒，气血津液不行，内外上下不通，诸病生焉。该病人发热伴胸胁苦满，为少阳胆腑郁热；胃纳甚差，甚至闻食即呕，舌质红，舌中苔薄黄，为湿热蕴滞中焦，乃脾胃升降枢机失常。方中柴胡、黄芩既能清解少阳经腑之邪热，又能疏利肝胆气机，为和解少阳表里之主药；半夏、生姜和胃降逆止呕，并通过其辛散作用，兼助柴胡透达经中之邪；连翘、蒲公英清解热毒；薏苡仁、知母清化湿热；人参、甘草、大枣、鸡内金益气调中。诸药共伍，少阳经腑同治，又旁顾脾胃，使气郁得达，火郁得发，枢机通利。本证使用小柴胡汤奏效后加大柴胡剂量，是因柴胡能和解并透达少阳郁热，故重用之。《时方妙用》中说"方中柴胡一味，少用四钱，多用八钱"，笔者认为其剂量以大于人参、甘草一倍以上为宜。[王文锐. 小柴胡汤临床验案 4 则. 国医论坛，2018，33（6）：8-10.]

八珍汤

【原文】

即四君子汤四物汤，相和为剂也。

【提要】

八珍汤，由四君子汤合四物汤而成，具益气补血之功效。主治气血两虚证。本方常用于病后虚弱等属气血两虚者。

【方歌】

四君四物八珍汤，气血双补是名方。

再加黄芪与肉桂，十全大补效更强。

【医案助读】

陈旧性踝关节扭伤 某某，女，53 岁。2016 年 12 月 6 日就诊。主诉右脚外踝部疼痛不适 2 年。病人 2 年前下楼梯时不慎扭伤右脚外踝，当时肿痛明显，活动受限。X 线检查未见骨折及脱位，给予冰敷及外用药等处理后症状缓解。之后每遇气温骤降或行走路程较远时，右脚外踝就出现隐痛、酸楚等。自诉近 2 日自觉寒热往来，伴口干口苦，食欲减退。舌淡、苔薄白，脉细弱。查体：右脚外踝部无红肿，足部做内翻动作时，外踝前下部有轻微疼痛，背伸、内收活动受限。诊断：陈旧性踝关节扭伤。中医辨证属气血不足、筋络瘀阻；以补气养血、活血通络为治则。药用：熟党参 30g，酒川芎 10g，熟地黄 10g，白芍 15g，茯苓 20g，白术 15g，炙甘草 6g，当归 10g，盐牛膝 15g，鸡血藤 30g，焯桃仁 10g，红花 5g，柴胡 10g，昏黄芩 5g，生姜 2 片，大枣 2 枚。1 剂/日，水煎后早晚各服 1 次。

2016 年 12 月 14 日二诊：前方服用 7 剂后，寒热往来、口干口苦消失，胃口好转，但疼痛无明显改善，舌淡、苔薄白，脉细弱。处方：熟党参 30g，酒川芎 10g，熟地黄 10g，白芍 15g，茯苓 20g，白术 15g，炙甘草 6g，当归 10g，盐牛膝 15g，鸡血藤 30g，焯桃仁 10g，红花 5g，丹参 10g，生姜 2 片，大枣 2 枚。

2016 年 12 月 22 日三诊：连服 7 剂后，疼痛减轻，效不更方。后又服药 7 剂后，疼痛消失，右脚外踝活动自如，无明显不适。[郭诗韵，邱文慧，冼建春. 八珍汤治疗骨伤科疾病验案三则. 国际中医中药杂志，2018，40（9）：882–883.]

益气养荣汤

【原文】

人参 黄芪（炒） 当归 川芎 熟地黄 白芍（炒） 香附 贝母 茯苓 陈皮（各一钱） 白术（二钱） 柴胡（六分） 甘草 桔梗（各五分）

引用姜，水煎服。口干，加五味子、麦冬。往来寒热，加青皮。

【提要】

本方益气养血，补益心脾。主治气血虚弱，脾气亏虚。

【方歌】

> 益气养荣本十全，去芎香贝柴桔添。
>
> 食少神衰脾气怯，养荣益气损能填。

【医案助读】

雷诺病 王某，女，29 岁。1998 年 11 月 11 日来诊。主诉：对称性手指、足趾遇寒凉麻木，皮色苍白、紫绀，继而潮红，发凉疼痛，经揉按、保温方可缓解，秋冬二季反复发作，不敢近凉水，舌淡苔白，脉沉细。经市某医院确诊为雷诺病，服西药治疗效果欠佳，改服中药治疗。予人参养荣汤，药用：白芍15g，当归 20g，陈皮 15g，黄芪 50g，桂枝 15g，红参 7.5g，白术 15g，熟地、茯苓各 20g，桑枝 30g，地龙 15g，炙甘草 20g，五味子 15g，远志 20g。进药12 剂，症状明显好转，为巩固疗效继服前方 10 剂。1 个月后来诊，症状基本消失，嘱其服人参养荣丸以善其后。

按：按本方系十全大补汤去川芎加五味子、陈皮、远志组成。具有益气补血、养血安神作用，故适用于气血两虚所致的一切疾病。临床证明本方能改善外周循环，增强肢体耐受寒冷的能力。[周宇，张德放，李学东. 人参养荣汤临床应用举隅. 辽宁中医杂志，2003，30（9）：732.]

十全大补汤

【原文】

即八珍汤加黄芪、肉桂各一钱。

【提要】

本方功用温补气血。主治气血两虚证，症见面色萎黄，神疲气短，疮疡不收，舌淡，脉细弱。

【方歌】

> 十全大补最有灵，四物地芍当归芎。
>
> 人参白术苓炙草，温补气血芪桂行。

【医案助读】

膝骨关节炎　目的：观察十全大补汤联合耳穴疗法治疗轻中度膝骨关节炎（KOA）气血虚弱证的临床疗效。

方法：纳入 119 例轻中度 KOA 气血虚弱证病人，其中治疗组 61 例，对照组 58 例。治疗组给予十全大补汤口服治疗。每日 1 剂，分 2 次服用，连续服用 4 周。耳穴按压取同侧膝、神门、交感、皮质下 4 穴，及双侧脾、胃 4 穴，共 8 穴。早、中、晚各按压 1 次，每次每穴按压 3～5 分钟，以出现酸痛为度。对照组所有病人加强股四头肌功能锻炼。给予塞来昔布胶囊 200mg，每日 1 次，连服 4 周；盐酸氨基葡萄糖胶囊 750mg，每日 2 次，连服 4 周。

结果：94 例病人获得 3 个月的随访，其中治疗组 49 例，对照组 45 例。治疗组获得随访的 49 例病人治疗后 3 个月的 WOMAC 骨关节炎指数、50m 行走后膝关节 VAS 评分及美国膝关节协会评分 KSS 评分[（47.27±7.37）分，（1.31±1.02）分，（80.06±5.10）分]明显优于治疗前[（74.53±7.56）分，（4.35±1.23）分，（64.65±5.91）分]。治疗组和对照组治疗前、治疗后 3 个月的 WOMAC 骨关节炎指数、50m 行走后膝关节 VAS 疼痛评分及 KSS 评分比较，组间差异均无统计学意义（$P>0.05$）。

结论：十全大补汤联合耳穴疗法治疗轻中度 KOA 气血虚弱证，可改善病人的临床症状，提高生活质量，疗效满意。[黄伟军，黄杰烽，赵凯，等. 十全大补汤联合耳穴疗法治疗轻中度膝骨关节炎气血虚弱证的临床观察. 中国中医骨伤科杂志，2017，25（3）：40-42.]

豆豉饼

【原文】

江西豆豉

上一味为末，唾津和作饼子，如钱大，厚二分，置患处，以艾壮于饼上灸之，干则再易。

葱熨法见囟骨伤

【提要】

豆豉饼，江西豆豉独一味碾成末，用唾液调和成像铜钱大小、二分厚的药饼，放在患处，用艾壮隔饼灸，药饼干后再换。此法能祛瘀散寒，从而敛创生肌。

瘀血作痛

【原文】

伤损之证肿痛者，乃瘀血凝结作痛也。若胀而重坠，色或青黑，甚则发热作渴汗出者，乃经络壅滞，阴血受伤也。宜先刺去恶血以通壅塞，后用四物汤[1]以调之。

四物汤见伤损出血

【提要】

阐述伤损肿痛证型的症状、原因及治疗方法。

【注释】

①四物汤：本方功专补血配活血，动静相伍，补调结合，补血而不滞血，行血而不伤血。主治营血虚滞证。详见伤损出血。

【白话文】

跌打损伤之后症见肿痛，是因瘀血凝结而导致疼痛。如果病人受伤部位肿胀并且有重坠感，颜色发青黑，甚至发热口渴且出大汗，是因经络壅滞，阴血亏损。宜先用针刺受伤部位，排出瘀血以疏通壅塞经络，再用四物汤补血调血。

【解读】

跌打损伤之后产生肿胀疼痛发热，是因为瘀血内积，气血运行受阻，不通则痛；

血液淤积不散而凝结则见肿块紫暗；瘀血日久蕴而发热，血瘀易致血虚，血虚失养则发热。临证应先针刺受伤部位，排出瘀血以疏通壅塞经络，符合中医"通则不痛"。瘀血不去，新血不生，日久容易导致血虚，瘀血排出后，予四物汤调血活血。

血虚作痛

【原文】

伤损之证血虚作痛者，其证则发热作渴，烦闷头晕，日晡^①益甚，此阴虚内热之证。宜八珍汤加丹皮、麦冬、五味子、肉桂、骨碎补治之。

八珍汤 见瘀血泛注

【提要】

阐述伤损血虚作痛证型的主要症状及对证治疗方剂。

【注释】

①日晡：指下午3点至5点。

【白话文】

跌打损伤之后血虚疼痛，症见发热口渴，烦闷头晕，日晡时刻症状加重。证属阴虚内热。宜用八珍汤加上牡丹皮、麦冬、五味子、肉桂、骨碎补来治疗。

【解读】

跌打损伤之后病人出现血虚疼痛，症见：发热口渴，情绪烦躁，胸闷头晕，下午3点到5点时症状更加严重。证属阴虚内热。血为阴液，跌打损伤导致阴血亏虚，机体失却濡养，阴不制阳，以致阴虚内热。故治以八珍汤加牡丹皮、麦冬、五味子、肉桂、骨碎补以益气养阴，活血补血。

呕吐黑血

【原文】

伤损呕吐黑血者，始因打仆伤损，败血流入胃脘①，色黑如豆汁，从呕吐而出也。形气②实者，用百合散；形气虚者，加味芎䓖汤。

【提要】

阐述伤损呕吐黑血产生的原因及不同情况的治疗方剂。

【注释】

①胃脘：包括整个胃体。胃上口贲门称上脘，胃下口幽门称下脘，介于上下口之间的胃体称中脘。

②形气：一指形体与脏腑功能；二指血与气；三指机体气血的外在表现。

【白话文】

伤损之后呕吐黑血，是由于跌打损伤导致出血，离经之血流入胃脘，色黑如豆汁，随着呕吐物一起呕出来。气血充实的人，用百合散治疗；气血虚弱的人，用加味芎䓖汤治疗。

【解读】

《灵枢·百病始生》说："阳络伤则血外溢，血外溢则衄血；阴络伤则血内溢，血内溢则后血。"阴络指的是位于体内脏腑之间的络脉或下部的络脉。胃络、肠络属阴络，当其受伤，则血内溢，流入胃肠道，故而出现呕血及便血之症。血随呕吐而出，色紫暗，量较多，并常夹有食物残渣。多因胃中积热，或肝郁化火，逆乘于胃，脉络瘀滞，阴络损伤所致。对于气血充盈的病人，用清热解毒、凉血消痈的百合散使瘀从下而解。对于气血不足者，可用行气活血、清热泄降的加味芎䓖汤清解瘀阻。

百合散

【原文】

川芎　赤芍药　当归　百合　生地　侧柏叶　荆芥　犀角　丹皮　黄芩　黄连　栀子　郁金　大黄（各一钱）

水煎，加童便和服。

【提要】

本方清热解毒，凉血消痈。主治湿热灼络导致便血而素体气血不虚者。

【方歌】

> 百合散治热血便，四物三黄侧柏犀。
>
> 丹皮栀子荆郁金，凉血消痈体不虚。

加味芎劳汤

【原文】

芎劳①　当归　白术　百合（水浸一日）　荆芥（各一钱）

水一盏半，酒半盏，煎八分，不拘时服。

【提要】

本方行气活血，清热泄降。主治湿热灼络导致便血而素体气血不虚者。

【注释】

①芎劳：为中药名，出自《神农本草经》，即《汤液本草》记载的川芎的别名。别名芎劳、抚芎。

【方歌】

> 芎劳汤治虚血便，归芎术百及荆芥。
>
> 水煎合酒齐煎尝，活血健脾便血方。

发　热

【原文】

伤损之发热者，若因出血过多，脉洪大而虚，重按之全无者，此血虚发热也，用当归补血汤；脉若沉微，按之软弱者，此阴盛发热也，宜用四君子汤加炮姜、附子；若发热烦躁，肉𤺜筋惕者，此亡血也，宜用圣愈汤；如发热汗出不止者，此血脱也，宜用独参汤。血脱之证，其脉实者难治，细小者易治。

【提要】

阐述伤损发热的几种证型及对证治疗方剂。

【白话文】

跌打外伤后出现发热，如果是因出血过多，脉洪大而虚，重按则无，证属血虚发热，治宜当归补血汤；若脉象沉微，按之软弱无力，证属阴盛发热，治宜四君子汤加炮姜、附子；如果发热烦躁，体表筋肉不自主地惕然瘛动，属亡血证，宜用圣愈汤；如果是发热伴汗出不止，是血脱证，宜用独参汤。血脱证，如果是实脉难治，脉细小易治。

【解读】

跌打损伤导致发热，应当分证论治。第一，血虚发热证，其机制为血属阴，血虚则脏腑失于濡养，阴不配阳而热内生，治宜益气生血，予当归补血汤；第二，阴盛发热证，其实质为阴盛格阳证，指体内阴寒过盛，格阳于外，阴阳寒热格拒，表现为内真寒外假热的证候。临床表现为身热，面红，口渴，脉大等假热症状；身虽热，反欲盖衣被；口虽渴，反欲热饮，或饮水不多；脉虽大，却按之无力；面虽红，却浮如妆，游移不定；它的脉象是沉微的，软弱无力的，应该用四君子汤加炮姜和附子；第三，亡血证，又名夺血，指血液的亡失。为急症，多起病急速，出血量大，若救治不及时，常可导致昏厥、气脱等危急之候。它的症状是发热烦躁，肌肉筋脉抽搐，这应该用圣愈汤；第四，血脱证，血液亡脱之证，症见发热伴汗出不止，宜用独参汤。血脱证，实脉则难治，脉细小则易治。因"至虚有盛候"，血脱之证见实脉，多为生死存亡之际，辨之尤难，故为难治。

当归补血汤

【原文】

黄芪（炙，一两）　当归（三钱）

水煎服。

【提要】

本方补气生血。主治血虚阳浮发热证。

【方歌】

> 当归补血东垣笺，黄芪一两归三钱。
>
> 血虚发热口烦渴，脉大而虚宜此煎。

圣愈汤

【原文】

人参　川芎　当归　熟地黄　生地黄（炙，各等份）

水煎服。

四君子汤　独参汤俱见伤损出血

【提要】

本方补气，补血，摄血。主治气血虚弱，亡血发热证。与当归补血汤相比，更强调补血摄血之功。

【方歌】

益气补血圣愈汤，参芪芎归二地黄。

体倦神衰经量多，胎产崩漏气血伤。

肌肉作痛

【原文】

伤损之证，肌肉作痛者，乃荣卫①气滞所致，宜用复元通气散；筋骨间作痛者，肝肾之气伤也，用六味地黄丸。

【提要】

阐述伤损证型疼痛的两种情况与所用方剂。

【注释】

①荣卫：中医学理论中所认为的能保护人不受外邪侵入的精气。

【白话文】

跌打损伤之后，症见肌肉疼痛，因荣卫气滞、外邪侵袭所致，宜用复元通气散；症见筋脉骨骼疼痛，因肝肾之气亏损所致，宜用六味地黄丸。

【解读】

跌打损伤作痛分为：一是肌肉发生疼痛，这是因荣卫气滞无法护卫人体不受外邪侵犯所致。荣卫，同营卫。荣气指行于脉中而具有营养作用的气；卫气指行于脉外而具有保卫作用的气；荣卫调和，人体才能抵御外邪侵犯、维持脏腑的正常生理活动。肌肉较筋骨其病位表浅，故用药多为疏通清灵之剂，当选用复元通气散。

二是筋脉骨骼疼痛。肝藏血，在体为筋，《素问·痿论》："肝主身之筋膜。"肝血亏虚，则筋失所养。肾藏精，精生髓，在体为骨。肾精不足，精髓空虚，骨髓生化乏源，骨失所养，则好发为骨病。故筋骨间痛着，为肝肾之气受损，应予六味地黄丸平补肝肾。

六味地黄丸

【原文】

熟地黄（八两）　山萸肉（去核，四两）　怀山药（四两）　牡丹皮（三两）　泽泻（三两）
茯苓（三两）

共为末，炼蜜丸桐子大，空心，白汤服三钱。

复元通气散见伤损内证

【提要】

本方滋阴补肾，主治肝肾阴虚证。症见头晕耳鸣，腰膝酸软，骨蒸潮热，手足心热，口燥咽干，牙齿动摇，足跟作痛，小便淋沥，盗汗遗精，消渴。

【方歌】

> 六味地黄益肝肾，萸熟丹泽地苓专。
>
> 更加知柏成八味，阴虚火旺自可煎。
>
> 养阴明目加杞菊，滋阴都气五味先。
>
> 肺肾两调金生水，麦冬加入长寿丸。

【医案助读】

腰痛　杨某，63 岁。1984 年 4 月 21 日就诊。自诉腰痛 15 年，时而酸痛，时而刺痛，逐渐加剧，活动后尤甚，以致影响到活动受限，经多方治疗效果不明显，遂来我处求诊。病人伴有周身乏力，两目干涩，视物昏花，食欲不振，下肢微肿；血压 140/90mmHg；双肾叩击痛；X 线提示腰椎骨质增生伴弯曲畸形；舌淡苔黄腻，脉沉细。辨证为肾虚瘀血腰痛，治当补肾壮腰、活血止痛。方剂：苍术、黄柏、乳香、没药各 12g，牛膝、杜仲各 15g，丹参、桑寄生各 30g。水煎服，日 1 剂，用药汁烊化六味地黄丸 4 丸。服用 3 剂后，疼痛明显减

轻；再服 7 剂，上诉症状消失。［王存成．中药治疗顽固性腰痛 50 例．陕西中医，1990，（3）：116.］

骨伤作痛

【原文】

伤损之证，骨伤作痛者，乃伤之轻者也。若伤重，则或折、或碎，须用手法调治之，其法已详列前篇。此乃磕碰微伤，骨间作痛，肉色不变，宜外用葱熨法，内服没药丸，日间服地黄丸自愈矣。

【提要】

阐述伤损之骨伤疼痛的治疗方法。

【白话文】

跌打损伤之后，骨骼疼痛，受伤较轻。如果伤重，症见骨折或骨碎，必须用手法治疗，治法已在前篇详细列述。这等磕碰小外伤，骨间疼痛，皮色不变，宜用葱熨法，内服没药丸，隔日间服地黄丸可自愈。

【解读】

跌打损伤后，骨骼疼痛有两种情况，一种是受伤严重，导致骨折或骨碎，须用相应手法复位治疗；二是磕碰之类轻伤，应外用葱熨法，内服没药丸和地黄丸就可治愈。

没药丸

【原文】

没药（去油）乳香（去油）川芎 川椒（去闭口及目）芍药 当归（各半两）自然铜（火煅淬七次，二钱半）

上为细末，用黄蜡二两熔化，入药末搅匀，丸弹子大。每服一丸，酒一盏化开，煎五分热服。

葱熨法见囟骨伤

地黄丸见肌肉作痛

【提要】

本方功专活血理气，散寒通络，祛瘀生新，接骨续筋。主治跌打损伤，筋骨疼痛，或血逆血晕，或瘀血内停，肚腹作痛，胸膈胀闷。

【方歌】

> 没药丸治中石疽，乳没芎归芍药宜。
>
> 川椒自然铜黄蜡，用酒服之行血瘀。

【医案助读】

1. 腰椎结核 黄某某，女，9岁。1971年8月25日，因患腰椎结核来院诊治。来院前曾经地、市几家医院诊断为腰椎结核，嘱回当地治疗。经检查，第三、四腰椎处有4cm×4cm之溃疡面，有清水样脓液渗出。自觉腰部疼痛，无其他异常感觉。腰柱正侧位片显示：腰椎侧弯，第三腰椎明显破坏呈楔形改变。诊断为第三腰椎结核合并溃疡。给予没药丸内服，1次1丸，日服2次。同时，以白糖水冲洗溃疡，并常规换药。10天后溃疡愈合，带没药丸回家治疗。

1972年5月25日复诊：自觉症状消失。腰椎正侧位拍片复查，微有骨痂形成。继服没药丸。

7月16日复诊：腰椎正侧位片显示患椎密度增高，椎体边缘及各附件清晰。停药。

1972年8月1日追访，病人健康。

2. 腰椎结核 方某某，男，2岁。于1972年8月3日因两下肢瘫痪来诊。其父代诉：患儿于1972年4月份发现腰部后突，经地、市几家医院诊断为腰椎结核，并曾住院治疗，无明显效果，回家1个月就发生两腿软而不能抬起。检查：第三腰椎棘突高突、压痛，两下肢瘫软，知觉、痛觉尚好，神经反射迟钝。腰椎正侧位拍片显示：第三腰椎破坏呈一条线状阴影。诊断为第三腰椎结核合并下肢截瘫。根据病情分析，下肢截瘫可能为寒性脓肿压迫神经根所致，给予没药丸内服。2个月后，截瘫已愈，继用没药丸治。

1973年元月3日，复诊拍片，第三腰椎与第四腰椎已近融合。5年后随访，患儿健康。[邵汉龄.没药丸治疗腰椎结核.河南中医，1985，（5）：17.]

胸腹痛闷

【原文】

伤损之证，胸腹痛闷者，多因跳跃捶胸，闪挫举重，劳役恚怒所致。其胸腹喜手摸者，肝火伤脾也，用四君子汤加柴胡、山栀；如畏手摸者，肝经血滞也，用四物汤加柴胡、山栀、桃仁、红花；若胸胁闷痛，发热晡热，肝经血伤也，用加味逍遥散；若胸胁闷痛，饮食少思，肝脾气伤也，用四君子汤加芎、归、柴、栀、丹皮；若胸腹胀满，饮食少思，肝脾气滞也，用六君子汤加柴胡、芎、归；若胸腹不利，食少无寐，脾气郁结也，用加味归脾汤；若痰气不利，脾肺气滞也，用二陈汤加白术、芎、归、山栀、大麻、钩藤钩。

【提要】

阐述伤损之胸腹闷痛的几种证型及其治疗方剂。

【白话文】

跌打损伤之后，胸腹部疼痛憋闷，大多因跳跃拉伤、胸部捶打伤、挫伤、举重拉伤、劳役、愤怒所致。如果病人胸腹部喜按，为肝火伤脾证，用四君子汤加柴胡、栀子；如果病人拒按，属肝经血滞证，应用四物汤加柴胡、栀子、桃仁、红花；如果胸胁憋闷痛伴日晡发热，是肝经血伤证，应用加味逍遥散；如果胸胁闷痛伴食欲差，属肝脾气伤证，应用四君子汤加川芎、当归、栀子、牡丹皮；如果是胸腹胀满伴食欲差，属肝脾气滞证，应用六君子汤加柴胡、川芎、当归；如果胸腹不利伴食少失眠，属脾气郁结证，应用加味归脾汤；如果咳痰气机不利，是脾肺气滞证，应用二陈汤加上白术、川芎、当归、栀子、大麻、钩藤钩。

【解读】

本篇主要介绍胸腹闷痛的几种证型，证属于肝郁犯脾，用四君子汤加柴胡、栀子；证属肝经血滞，用四物汤加柴胡、栀子、桃仁、红花；证属肝经血伤，用加味逍遥散；肝脾气伤证，用四君子汤加川芎、当归、柴胡、栀子、牡丹皮；肝脾气滞证，用六君子汤加柴胡、川芎、当归；脾气郁结证，用加味归脾汤；脾肺气滞证，用二陈汤加白术、川芎、当归、栀子、大麻、钩藤钩。

【原文】

如因过用风热之药，致肝血受伤，肝火益甚；或饮糖酒则肾水益虚，脾火益炽，若用大黄、芍药内伤阴络，反致下血。少壮者，必成痼疾；老弱者，多致不起。

【提要】

阐述伤损之胸腹闷痛误治以及饮食不节导致的两种情况。

【白话文】

如过用疏风清热之品，导致肝血受损，肝火更为亢盛，或饮用甜酒导致肾水亏虚更甚，脾火更加炽盛。这两种情况如误用大黄、芍药内伤阴络，反会导致尿血便血。年轻力壮者，会留下痼疾；年老体弱者，多会卧床不起。

【解读】

胸腹闷痛误治和饮食不节会导致病情加重及变化。如果过度使用疏风清热之品，会损伤肝血，阴不制阳，导致肝火更甚。如果饮用甜酒导致肾水亏虚，脾火会更加炽盛。此时予大黄、芍药等寒凉药物会损伤阴络，导致尿血便血。如果是年轻强壮的人，会形成久延不愈、比较顽固的疾病，而年老体弱者正气不足，多半会卧床不起。

加味归脾汤

【原文】

黑栀（一钱） 牡丹皮（一钱） 人参（一钱） 黄芪（炙，一钱五分） 白术（炒，一钱五分） 茯神（二钱） 枣仁（炒，一钱五分） 当归（一钱） 木香（五分） 远志（去心，八分） 圆肉（二钱） 甘草（炙，五分）

引用姜、枣，水煎服。

【提要】

本方健脾养心，益气补血，兼清肝热。主治伤损后气血虚弱，心脾郁结。

【方歌】

归脾汤用术参芪，归草茯神远志随。

酸枣木香龙眼肉，煎加姜枣益心脾。

怔忡健忘俱可却，肠风崩漏总能医。

二陈汤

【原文】

陈皮（一钱五分） 半夏（制，二钱） 茯苓（二钱） 甘草（五分）

引用姜，水煎服。

【提要】

本方具有燥湿化痰，理气和中之功效。主治伤损复感湿痰证。

【方歌】

二陈汤用半夏陈，益以茯苓甘草臣。

利气和中燥湿痰，煎加生姜与乌梅。

六君子汤

【原文】

即四君子汤加陈皮、半夏（各一钱五分）。

引用姜、枣，水煎服。

四君子汤　四物汤　加味逍遥汤俱见伤损出血

【提要】

本方具有益气健脾，燥湿化痰之功效。主治脾胃气虚兼痰湿证。

【方歌】

> 四君子汤中和义，参术茯苓甘草比。
>
> 益以夏陈名六君，祛痰补气气虚饵。
>
> 除却半夏名异功，或加香砂气滞使。

胁肋胀痛

【原文】

伤损胁肋胀痛之证，如大便通和，喘咳吐痰者，肝火侮肺也，用小柴胡汤[①]加青皮、山栀清之；若胸腹胀痛，大便不通，喘咳吐血者，乃瘀血停滞也，用当归导滞散通之。

【提要】

阐述伤损胁肋胀痛的两种证型及所用方剂。

【注释】

①小柴胡汤：本方功专疏肝解郁，和解少阳。主治伤寒少阳病证，少阳病证，瘀血泛注证。加青皮、栀子以增强其行气清热之功。

【白话文】

伤损胁肋胀痛之证，如果大便通畅缓和，症见气喘、咳吐痰液，是肝火侮肺证，应用小柴胡汤加青皮、栀子疏肝泄热；若症见胸腹胀痛、大便不通、气喘、咳吐血液，是瘀血停滞证，应用当归导滞散以活血化瘀，行气导滞。

【解读】

跌打损伤之后胁肋胀痛证分为：一是肝火侮肺证，指肝经气火上逆犯肺所致的证候。肝性升发，肺主肃降，肝脉贯膈上肺，郁怒伤肝，或邪热犯肝，气火上逆，循经犯肺，以胸胁灼痛、急躁易怒、目赤口苦、咳嗽痰少为主症，治宜佐金平木法，应用小柴胡汤加青皮、栀子来清除肝火；二是瘀血停滞证，跌打损伤，导致瘀血内停，痹阻胁络，故见胸腹或少腹疼痛、痛有定处、痛如针刺，大便不通，气喘并咳吐血液，应用当归导滞散以活血化瘀，行气导滞。

【原文】

《内经》云：肝藏血，脾统血，盖肝属木，木胜侮土，其脾气必虚。宜先清肝养血，则瘀血不致凝滞，次壮脾胃，则气血充盛。若行克伐，则虚者益虚，滞者益滞，祸不旋踵矣。

【提要】

以《内经》理论来论证先清肝火的重要性。

【白话文】

《内经》有云：肝主藏血，脾主统血，因为肝属木，木盛侮土，脾气必定虚衰。治应先清肝火调血养血，则瘀血不会凝结停滞，然后补益脾胃，则气血充盛。此时用攻伐之法，脾气更虚，瘀血壅塞更甚，灾祸就离人不远了。

【解读】

根据中医经典《黄帝内经》的理论：肝主藏血，脾主统血，而肝五行属木，脾五行属土，木旺则乘土，脾气则虚弱。因此，治宜疏肝清热、理气养血，以免瘀血凝滞；再壮养脾胃，充盛气血。如果此时行攻伐之法，会损伤脾胃，令脾气更虚弱，瘀血壅塞更甚，导致病情益重。

当归导滞散

【原文】

川大黄（一两）　当归（二钱五分）　麝香（少许）

上三味，除麝香另研外，为极细末，后入麝香令匀，每服三钱，热酒一杯调下。

又方：川大黄　当归（各二两）

上共为细末，每服三钱，不拘时，温酒调服。

小柴胡汤见瘀血泛注

【提要】

本方具有活血化瘀，行气导滞之功效。主治跌打损伤，血瘀气滞。

【方歌】

> 当归导滞用大黄，当归麝香齐煎尝。
>
> 行气导滞又活血，血瘀气滞便秘行。

【解读】

本方现多运用于湿热泄泻等胃肠病证，于骨科运用较少。

腹　痛

【原文】

伤损腹痛之证，如大便不通，按之痛甚者，瘀血在内也，用加味承气汤下之；既下而痛不止，按之仍痛，瘀血未尽也，用加味四物汤补而行之；若腹痛按之反不痛者，血气伤也，用四物汤加参、芪、白术，补而和之；若下而胸胁反痛，肝血伤也，用四君子汤加芎、归补之；既下而发热，阴血伤也，用四物汤加参、术补之；既下而恶寒，阳气伤也，用十全大补汤补之；既下而恶寒发热者，气血伤也，用八珍汤补之；下而欲呕者，胃气伤也，用六君子汤加当归补之；下而泄泻者，脾肾伤也，用六君子汤加肉果^①、补骨脂补之；若下后手足俱冷，昏愦出汗，阳气虚寒也，急用参附汤；若吐泻而手足俱冷，指甲青者，脾肾虚寒之甚也，急用大剂参附汤；口噤、手撒、遗尿、痰盛、唇青体冷者，虚极之坏证也，急用大剂参附汤，多有得生者。

【提要】

阐述伤损腹痛的几种证型的主要症状及其所用方剂。

【注释】

①肉果：肉豆蔻的别名。

【白话文】

外伤后的腹痛证型，如果是大便不通，按压后疼痛加剧的病人，为瘀血聚结于内，应该用加味承气汤清血泻热通便；已经用了下法而疼痛仍然没有缓解，按之仍然疼痛，为瘀血没有通利完全，应该用加味四物汤养血行血；如果是腹痛但按压腹部反而不痛的话，是血气受到了伤害，应该用四物汤加上人参、黄芪、白术，补养并且调和血气；如果攻下而胸胁部出现了疼痛，是伤及肝血，应该用四君子汤加川芎、当归来补养肝血；攻下后出现发热，是伤了阴血，应该用四物汤加上人参和白术来补养阴血；攻下后出现了怕冷的症状，是伤了阳气，应该用十全大补汤来补养阳气；攻下后而出现了怕冷发热的症状，是气血受到了伤害，应该用八珍汤来补养气血；攻下后呕吐，是伤了胃气，应该用六君子汤加上当归补养胃气；攻下后出现泄泻，是伤了脾肾，应该用六君子汤加上肉豆蔻、补骨脂来补养脾肾；若攻下后手脚都很冷的话，神智昏乱出汗，是阳气虚寒证，立即用参附汤；如果呕吐泄泻并且手脚冰凉、指甲发青的话，是脾肾虚寒，立即用大剂量的参附汤；牙关紧闭，口不能开，双手不能紧握，小便失禁，痰很多，嘴唇发青身体发冷的话，是虚弱到了极点，快速用大剂量参附汤，很多能够恢复生机。

【解读】

人受伤之后的腹痛有好几种情况，这些情况必须一一对症处理。第一种，瘀血在内，大便不通，腹部按压后更加疼痛，为瘀血内停、胸腹胀痛证，其特点是刺痛、固定不移、拒按、经久不愈，用加味承气汤来下利瘀血。第二种，使用攻下法后瘀血部分排出但仍未排尽，所以腹部仍然疼痛，再用下法恐伤肝血，故应用加味四物汤补血行血法。第三种，腹痛但是按压后反而不痛的话，是血气受到了伤害，因为按摩患处可使气血暂时流通，故按之则舒，这应该用四物汤加上人参、黄芪、白术来补养并调和血气。第四种，攻下后但胸胁反而疼痛，这是下利太过伤了肝血，这应该用四君子汤加川芎、当归来补养肝血。第五种，攻下后出现发热症状，这是伤了阴血，虚阳外越故而发热，应该用四物汤加上人参白术补养阴血。第六种，攻下后后出现怕冷症状，这是伤了阳气，应该用十全大补汤补养阳气。第七种，攻下后出现怕冷发热症状，这是伤了气血两伤，应该用八珍汤补养气血。第八种，攻下后而出现呕吐症状，这是伤了胃气，胃失和降，胃气上逆而成，应该用六君子汤加上当归补养胃气。第九种，攻下后出现泄泻症状，这是伤了脾肾，应该用六君子汤加上肉豆蔻、补骨脂来补养脾肾。第十种，攻下后出现手脚发冷、眼花耳聋、出汗，这是阴血消亡而阳随阴脱的危重证候，应该快速用参附汤急救。第十一种，呕吐泄泻并且手脚发冷、指甲发青的话，这是脾肾更加虚寒了，应该快速用大剂量参附汤急救。最后一种，牙关紧闭，口不能开，双手不能紧握，小便失禁，痰很多，嘴唇发青，身体发冷，这是虚弱到了极点的危急重证，应该快速用大剂量参附汤急救，多有良效。

加味承气汤

【原文】

大黄 朴硝（各二钱） 枳实 厚朴 当归 红花（各一钱） 甘草（五分）

水酒各半，煎服。

【提要】

功专泻热通便，活血祛瘀。主治瘀血内停，胸腹胀痛，或大便不通。

【方歌】

加味承气大黄草，枳实厚朴当归硝。

更加红花活气血，邪热通便功效好。

【医案助读】

胸腰椎骨折腹胀痛便秘 目的：观察中药加味承气汤治疗胸腰椎骨折并发症的疗效和可靠性。

方法：50例病人随机分成两组，中药组25例，西药组25例，观察腹胀痛程度，排气、排便时间。受伤原因：高处坠跌16例，滑倒坐地17例，塌方倒墙、重物压砸13例，坐车颠伤4例；症状出现时间：第1天3例，第2天32例，第3天1例，第4～7天4例。骨折类型：胸椎骨折10例，腰椎骨折34例，胸腰椎骨折6例，其中以腰1最多占29例；压缩性骨折45例，爆裂性骨折5例，稳定性骨折38例，不稳定性骨折12例；本组病例无脊髓损伤者。症状体征：腹胀、腹痛由轻到重，腹部渐膨隆，腹肌轻度紧张，叩呈鼓音，腹部压痛阳性，反跳痛阴性，肠鸣音减弱，但不消失，无移动性浊音，脉弦数，舌质红、苔黄或厚腻，恶心、呕吐，茶饭不思，精神不振，大便不通，烦躁不安，睡眠不宁。本组病例随机分成治疗组和对照组。治疗组采用加味承气汤治疗。药用：大黄 15g，芒硝 6g，枳实 10g，厚朴 10g，当归 25g，红花 10g，甘草 5g。用法：每日 1～2 剂，每 2～4 小时服用 100ml，服药后能排气排便，但腹胀尚未完全解除者，大黄减量至 7.5～10g，如大黄、芒硝用量过度，可致腹泻，甚至水样便，应立即停药，以防津亏阴损，正气耗散。辨证加减：体质虚弱，腹胀轻，大黄减至 10g，芒硝 3g 冲服；体质虚弱，腹胀重，减红花 5g，加桃仁 10g，黄芪 30g，党参 20g；体质健壮，腹胀重，大黄用 15g（后下），芒硝 20g 冲服；体质健壮，腹胀轻，大黄用 10g（后下），芒硝 6g 冲服；尿少者加木通 15g，竹叶 10g，牡丹皮 15g。对照组采用热敷，肌内注射新斯的明，每日 1～2 次，每次 0.5～1.0mg。

结果：中药组显效率 72%，总有效率 100%；西药组显效率 24%，总有效率 56%。

结论：加味承气汤治疗胸腰椎骨折早期腹胀痛便秘，见效快，疗效安全可靠。[王世轩. 加味承气汤治疗胸腰椎骨折早期腹胀痛便秘 50 例. 中医药学刊，2003，21（5）：763.]

参附汤

【原文】

人参（或五钱或一两） 制附子（或三钱或五钱）

引用姜，水煎服。

四君子汤 四物汤俱见伤损出血

六君子汤见胸腹痛闷

八珍汤 十全大补汤俱见瘀血泛注

【提要】

本方功专益气回阳救脱。主治伤损妄用下利法致元气大亏，阳气暴脱，汗出黏冷，四肢不温，呼吸微弱，或上气喘急，或大便自利，或脐腹疼痛，面色苍白，脉微欲绝。

【方歌】

> 参附汤是救脱方，益气固阳效力彰。
>
> 肢厥汗出脉欲绝，阳气暴脱急煎尝。

少腹引阴茎作痛

【原文】

伤损而少腹引阴茎作痛者，乃瘀血不行，兼肝经郁火所致。宜用小柴胡汤[①]加大黄、黄连、山栀服之。待痛势已定，再用养血之剂，自无不愈矣。此病若误认为寒证而投以热药，重则必危，轻则损目，治者宜慎之。

小柴胡汤 见瘀血泛注

【提要】

阐述伤损少腹阴茎作痛的原因及其所用方剂和辨证论治。

【注释】

①小柴胡汤：本方功专疏肝解郁，和解少阳。主治伤寒少阳病证，少阳病证，瘀血泛注证。加大黄、黄连、栀子以增强其清热解毒之功。

【白话文】

跌打损伤之后小腹牵引阴茎疼痛，是因瘀血停滞，再加肝经郁火导致。应服用小柴胡汤加大黄、黄连、栀子。等到疼痛缓解，再用养血的方药，大多能治愈。此证被误认为属寒证并予以热药治疗，重则危及生命，轻则伤睛，治疗应当慎重对待。

【解读】

足厥阴肝经沿着大腿内侧（阴包、足五里、阴廉），进入阴毛中，绕阴器，至小腹（急脉；会冲门、府舍、曲骨、中极、关元），上行连至目系。因此少腹牵引阴茎作痛，实因内有瘀血，肝经郁火导致，应服用小柴胡汤加大黄、黄连、栀子以清肝解郁。待瘀血已除、疼痛缓解，再用补益气血药物。若辨证有误，反用热剂，灼烧肝阴，易循经损伤目睛，故辨证论治时应谨慎。

腰　痛

【原文】

伤损腰痛、脊痛之证，或因坠堕，或因打仆，瘀血留于太阳经①中所致，宜地龙散治之。

【提要】

阐述伤损腰痛的病因病机及主方。

【注释】

①太阳经：针灸的经络名，行于身体之背，位于体表。感受外邪，背当其冲，是最先发病的经脉，所以又有"太阳为开"的说法。

【白话文】

跌打损伤导致的腰痛、脊背部疼痛之证，因坠堕跌打，瘀血内停于足太阳膀胱经所致，宜用地龙散来治疗。

【解读】

足太阳膀胱经从头顶分出，下行交会于大椎穴，再分左右沿肩胛内侧、脊柱两旁，到达腰部，进入脊柱两旁的肌肉，深入体腔，络肾，属膀胱。本经脉一分支从腰部分出，沿脊柱两旁下行，穿过臀部，从大腿后侧外缘下行至腘窝中。经脉以通为常，跌打损伤，影响气血运行，壅滞经络，凝涩血脉，气血阻滞不通而通，故腰脊疼痛。治应予地龙散以活血化瘀、养血通脊。

地龙散

【原文】

地龙　官桂　苏木（各九分）　麻黄（七分）　黄柏　当归尾（各二钱五分）　桃仁（九个）　甘草（三钱五分）

上水煎，食前服。

【提要】

本方活血化瘀、养血通脊，为气血留滞、经络受阻所致腰痛之主方。

【方歌】

地龙散用草桃桂，苏木麻黄柏当归。

瘀积腰痛因跌打，通经活络护脊椎。

【医案助读】

第三腰椎横突综合征　王某，男，31岁。2003年11月7日初诊。病人腰部扭伤后疼痛3周，每遇劳累或寒冷天气加剧，曾局部封闭、推拿等治疗效果不佳，病人不愿接受手术治疗。现病人起坐转侧困难，仰俯受限，双侧腰三横突处均压痛，且可触及痛性结节，舌质暗苔薄白、边有瘀点，脉沉弦。X线片示：腰椎无异常。治宜活血化瘀，温经通络。处以地龙散为基础方：地龙12g，当归尾、苏木、桃仁、肉桂各10g，麻黄、黄柏各8g；加丹参15g，伸筋草20g，三棱10g，细辛6g。服5剂，疼痛大减。继服5剂，诸症悉除，未见复发。

[冯德春，赵同生. 地龙散治疗第三腰椎横突综合征40例. 河南中医，2006，26（7）：47.]

眩 晕

【原文】

伤损之证，头目眩晕，有因服克伐之剂①太过，中气受伤，以致眩晕者；有因亡血过多，以致眩晕者。如兼腹胀呕吐，宜用六君子汤，兼发热作渴不思饮食者，宜十全大补汤②。

六君子汤见胸腹痛冈

十全大补汤见瘀血泛注

【提要】

主要说明伤损之眩晕病的致病原因及辨证施治。

【注释】

①克伐之剂：中医学名词，谓损伤人正气的攻泻一类药物或治疗方法。

②十全大补汤：本方具有温补气血的功效。主治气血不足，面色苍白，脚膝无力，疮疡不收，舌淡，脉细弱。

【白话文】

伤损之证，症见头目眩晕。有因服用克伐之剂损伤脾胃之气，而导致眩晕；也有因失血过多，而导致眩晕。如果兼有腹部胀满、恶心呕吐的病人，应用六君子汤加减治之；如果兼有发热、口渴而胃口较差的病人，应用十全大补汤加减治之。

【解读】

眩，视物黑暗不明、头觉昏乱；晕，感觉自身与周围景物旋转。两者并见，统称眩晕，症见突然头晕目眩伴恶心、呕吐等。无虚不作眩。跌打损伤滞后施用攻伐之剂易伤脾胃之气，健运失司，聚使为痰，痰湿中阻，清阳不升，浊阴不降，则引起眩晕。跌打损伤，失血过多，气血两虚，清阳不展，脑失所养，发为眩晕。

烦 躁

【原文】

伤损之证，烦躁而面赤口干作渴，脉洪大按之如无者，宜用当归补血汤[①]；如烦躁自汗头晕，宜用独参汤[②]；如烦躁不寐，宜用加味归脾汤[③]；如烦躁胁痛，宜用柴胡四物汤[④]；如亡血过多烦躁者，宜用圣愈汤。

加味归脾汤见胸腹痛闷

当归补血汤　圣愈汤俱见发热

柴胡四物汤（即四物汤加柴胡、黄芩）见伤损出血

独参汤见伤损出血

【提要】

阐述伤损之烦躁证的临床辨证用方。

【注释】

①当归补血汤：本方补气生血。主治血虚阳浮发热证。

②独参汤：本方可补气固脱。对于大量失血后的危急证候，服用本方可起抢救作用。

③加味归脾汤：本方健脾养心，益气补血，兼清肝热。主气血虚弱，心脾郁结。

④柴胡四物汤：即在四物汤基础上加引经药柴胡。本方功专补血配活血，动静相伍，补调结合，补血而不滞血，行血而不伤血。主治营血虚滞证。

【白话文】

伤损之证，症见烦躁、面红耳赤、口干口渴，脉象轻按洪大重按则无，宜

用当归补血汤。如果烦躁伴自汗头晕，应用独参汤。如果烦躁伴失眠，宜用加味归脾汤。如果烦躁伴胁肋部疼痛，宜用柴胡四物汤。如果失血过多而导致的烦躁，宜用圣愈汤。

【解读】

烦躁指心中烦闷不安，急躁易怒，甚则手足动作及行为举止躁动不宁的表现。中医学认为胸中热而不安为"烦"，手足扰动不宁为"躁"。烦与躁常并称，但有虚实寒热的不同。烦躁而面赤口干作渴，脉洪大而虚，重按全无，为气弱血虚，阳浮于外为血虚阳浮发热证，故治应补气生血，用当归补血汤。如烦躁自汗头晕兼面色苍白，精神淡漠，肢冷，脉微欲绝，为元气大亏，阳气暴脱之证，应急用独参汤补气固脱。如果烦躁伴失眠，应用加味归脾汤益气补血，健脾养心。如烦躁伴胁痛，为肝血不足，宜用柴胡四物汤和解少阳，补气养血。

喘　咳

【原文】

伤损之证而喘咳者，若因出血过多，面黑胸胀，胸膈痛而发喘者，乃气虚血乘于肺也，急用二味参苏饮，缓则难救。若咳血衄血而喘者，乃气逆血蕴于肺也，只宜活血行气，不可用下法[①]，宜十味参苏饮治之。

【提要】

阐述伤损之喘咳证的辨证用方及部分禁忌治疗。

【注释】

①下法：中医治法。八法之一，是指运用有泻下、攻逐、润下作用的药物，以通导大便、消除积滞、荡涤实热、攻逐水饮、积聚的治疗方法。又称泻下、攻下、通里、通下。

【白话文】

伤损之证而咳喘的病人，如果因出血过多，面色发黑、胸部胀满、胸膈疼痛而喘咳，是因气虚而瘀血乘于肺，应立即予二味参苏饮，不及时则很难救治。如果咳血、衄血伴喘咳，是因为气逆上犯挟瘀血蕴于肺，只宜活血行气，不可用攻下之法，应用十味参苏饮治疗。

【解读】

损伤喘咳是伤后出现的肺气不畅或气道壅塞的病证。喘、咳是二种证候，往往并见。喘为呼吸急促，甚至张口抬肩；咳即干咳无痰有声之症。均由肺失清肃所致。胸部损伤后喘咳分虚实。倘因损伤，气虚而瘀血入肺，气闷不行，则面目发黑，甚则鼻翼煽动。因此，既有气虚，也有瘀阻，为虚实夹杂。其证除咳逆喘促外，尚见胸膈疼痛、面目灰暗无泽。治宜保肺祛瘀，用二味参苏饮加味。

二味参苏饮

【原文】

人参（一两）　苏木（二两）

水煎服。

【提要】

本方功专补气敛气定喘，下气行血祛瘀。主治胸部损伤、瘀血入肺以致血阻气闷、呼吸不畅所致之险证。乃功专急救之方。

【方歌】

二味参苏饮，苏木共人参。

瘀血入肺经，胸伤险证寻。

十味参苏饮

【原文】

人参　紫苏　半夏　茯苓　陈皮　桔梗　前胡　葛根　枳壳（各一钱）
甘草（五分）

引用姜二片，水煎服。

【提要】

本方有扶正解表，益气解表，理气化痰之功效。乃气逆于肺，而伤肺络导致的咳血衄血之喘咳证的主方。

【方歌】

> 十味参苏夏苓桔，前胡葛根与陈皮。
>
> 枳壳生姜协甘草，宣肺行血平气逆。

昏　愦

【原文】

伤损昏愦乃伤之至重，以致昏愦不知人事，宜急灌以独参汤①。虽内有瘀血，断不可下，急用花蕊石散内化之；盖恐下之，因泻而亡阴也。若元气虚甚者，尤不可下，亦用前散以化之。凡瘀血在内，大便不通，用大黄、朴硝；血凝而不下者，须用木香、肉桂二三钱，以热酒调灌服之，血下乃生，怯弱之人，用硝、黄而必加木香、肉桂同煎者，乃假其热以行其寒②也。

【提要】

阐述伤损之昏愦证及其临床随证加减用方。

【注释】

①独参汤：本方可补气固脱。对于大量失血后的危急证候，服用本方可起抢救作用。

②假其热以行其寒：指病证出现的假象，内有真热而外见某些假寒的证候，用温热的药物治之。

【白话文】

昏迷不醒是跌打损伤所致最严重的病证。昏迷不省人事，应即刻灌服独参汤。虽然体内有瘀血，切忌攻下逐瘀，急用花蕊石散内化瘀血。如果用了下法容易导致亡阴。如果元气虚损太过，也不可用下法，也应用花蕊石散内化瘀血。凡是瘀血内滞，大便不通，应予大黄、芒硝治疗；如果瘀血不下，应加用木香、肉桂二三钱，用热酒调服，瘀血去新血才生；素体虚弱之人，用芒硝、大黄时必须再加用木香、肉桂等同煎，这是借助温药以中和寒凉之性。

【解读】

昏愦，指人事不省，喊之不醒，呼之不应的重危证候。该条目详细论述了伤损伴昏愦使用下法的时机及要点。一般而言：如果为危重症，极虚证不能用下法，如伤损后不省人事，则急予独参汤以补气固脱；虽有瘀血内停，应内服花蕊石散以化瘀止血、温阳散寒，先口服以化脑络之瘀。除此之外，素体元气不虚，若瘀血痹阻于内，正气不虚而大便不通的病人，可以用大黄、朴硝；瘀血日久凝结而攻下难以排出者，须用木香、肉桂二三钱，以热酒调灌服之，温化其瘀，血下乃生。针对体虚，但元气不虚，只是偏气虚或偏阳虚，用寒凉利下剂必须佐以木香、肉桂同煎，为药物配伍的反佐法，因治热以寒、温以行之，即寒剂中加入少量温热药，一则促其温化瘀结之功，二则防止寒凉峻剂伤及脾胃之气。

花蕊石散

【原文】

石硫黄①（四两）　花蕊石②（二两）

上二味合匀，用瓦罐一个，入药在内，封口，外用纸筋盐泥周遭固济，候泥干，安四方砖上，书八卦五行字，用炭十斤笼叠周匝，自午时，从下着火渐渐上彻，直至经宿炭尽火冷，又放经宿，罐冷取出研细，用绢罗罗过，瓷盒收贮。每服三钱，以童便调服。

独参汤见伤损出血

【提要】

花蕊石散化瘀止血，温阳散寒。主治产后血晕、败血不尽、胎死腹中、胞衣不下等证属阳虚血凝，淤积壅聚者；外用治创伤出血。

【注释】

①石硫黄：酸，热；有毒。归肾、脾、肝、大肠经。补火壮阳，温脾通便，杀虫止痒。主阳痿，遗精；尿频，带下；寒喘；心腹冷痛，久泻久痢，便秘；疥疮，顽癣，秃疮，天疱疮，湿毒疮，阴蚀，阴疽，恶疮。

②花蕊石：酸、涩，平。归肝经。止血，化瘀。用于吐血、咯血、产后瘀血所致的血晕，外伤出血。内服：煎汤，9～15g；外用：研末撒。孕妇慎用。

【方歌】

花蕊石散最神奇，硫黄花蕊两药齐。

温阳散寒又止血，昏愦淤积可治愈。

作 呕

【原文】

伤损作呕，若因痛甚，或因克伐而伤胃者，宜四君子汤加当归、半夏、生姜；因忿怒而肝伤者，用小柴胡汤[①]加山栀、茯苓；因痰火盛者，用二陈汤加姜炒黄连、山栀；因胃气虚者，用补中益气汤加生姜、半夏；因出血过多者，用六君子汤加当归。

四君子汤 补中益气汤俱见伤损出血

小柴胡汤见瘀血泛注

二陈汤 六君子汤俱见胸腹痛闷

【提要】

阐述伤损作呕证及其临床随证加减方药。

【注释】

①小柴胡汤：本方功专疏肝解郁，和解少阳。主治伤寒少阳病证，少阳病证，瘀血泛注证。加栀子、茯苓以增强其清肝健脾之功。

【白话文】

跌打外伤所致作呕，如果疼痛剧烈，或者克伐之法伤及胃气，宜用四君子汤加当归、半夏、生姜治疗；如果因怒伤肝，用小柴胡汤加栀子、茯苓治疗；因痰火盛，应用二陈汤加姜炒黄连、栀子治疗；如果胃气亏虚，应用补中益气汤加生姜、半夏；如果因出血过多，应用六君子汤加当归治疗。

【解读】

呕吐是胃气上逆，迫使胃中之物从口中吐出的病证。一般以有物有声为呕，有物无声为吐，无物有声为干呕。病机为胃失和降，胃气上逆。其发生不外乎虚实两类，实证因邪气犯胃，致气机失调，气逆作呕；虚证则多因久病脾胃气阴亏虚，和降失常。主要病变脏腑在胃，同时又与肝、脾密切相关。跌打损伤后施用寒凉峻下之剂损伤胃阳，脾不健运，则食多即吐；怒则伤肝，肝气不疏，横逆犯胃，胃气上逆，则呕吐泛恶；痰热之邪入里化热，使胃失和降，逆而上冲；脾胃气虚，纳运无力，胃失和降，聚湿成痰，气逆于上，则恶心呕吐。生姜、半夏素有"呕家圣药"之美誉，加之可缓解症状。

作　渴

【原文】

伤损作渴，若因亡血过多者，用四物汤加人参、白术；如不应，用人参、黄芪以补气，当归、熟地以补血，或用八珍汤。若胃热伤津液①者，用竹叶黄芪汤；如胃虚津液不足，用补中益气汤；如胃火炽盛，用竹叶石膏汤；若烦热作渴、小便淋涩，乃肾经虚热，非地黄丸不能救。

【提要】

阐述伤损之作渴病及其临床随证加减方药。

【注释】

①津液：机体一切正常水液的总称，包括各脏腑形体官窍的内在液体及其正常的分泌物。津液是构成人体和维持生命活动的基本物质之一。

【白话文】

跌打外伤所致的口渴，如果因为出血过多而导致，应用四物汤加人参、白术；如果疗效不佳，再加人参、黄芪补气，加当归、熟地补血，或者直接用八珍汤。如果因胃热而耗伤津液，应用竹叶黄芪汤；如果因胃气虚导致津液不足，应用补中益气汤；如果因胃火炽盛，耗损津液，应用竹叶石膏汤。如果烦热作渴、小便淋涩，是因肾经虚热，只能用地黄丸治疗。

【解读】

作渴以口中干燥、喜饮水浆为主症者，多因阴津亏损、脏腑热甚所致。另外，跌打外伤容易失血，而致血虚失濡，津不上承，引起口渴。如果治予四物汤加人参、白术疗效不佳，应考虑气血两亏，脾胃气化失司，津不能上承，故加以益气补血之品。胃热伤津，治宜养阴清热、益气生津，用竹叶黄芪汤。胃火炽盛，气津两伤，治宜清热生津、益气和胃，用竹叶石膏汤。肾阴亏虚内热生，虚火上炎，见烦热作渴、小便淋涩，治宜补肾阴，用六味地黄丸。

竹叶黄芪汤

【原文】

淡竹叶（二钱）　人参　黄芪　生地黄　当归　川芎　麦冬　芍药　甘草　石膏（煅）　黄芩（炒）　半夏（各一钱）

水煎服。

【提要】

本方具有养阴清热，益气生津之功效。主治胃热津伤而致口渴。

【方歌】

> 竹叶黄芪参四物，黄芩石膏灯草心。
>
> 麦冬半夏齐煎服，养阴清热病可矬。

【医案助读】

高热口渴　某某，男，59 岁。患肺癌在某院化疗，10 天前因药液不慎溢于皮下，造成右手背部坏死、溃烂，持续高热不退，于 1994 年 10 月 24 日转入我院治疗。

诊见：右前臂皮肤呈黑褐色，弹性弱，右手背部皮肤色黑，中间已溃烂，有 6cm×6cm 的创面，指总伸肌腱、小指固有伸肌腱、拇长伸肌腱已部分裸露，筋膜广泛坏死。创面有腐烂组织未脱，分泌物不多，气味腥臭。病人精神不振，高热寒战，痛苦面容，烦渴喜饮，胸闷咳嗽，咯血频频，舌暗红、苔黄，脉弦数。

其他检查：体温 38.8℃，脉搏 95 次/分，血压 127.5/75mmHg；血常规检查：白细胞计数 16.6×10^9/L，血色素 4.08×10^{12}/L。创面细菌培养为"金黄色葡萄球菌"，药敏试验洁霉素中度敏感，余均抗药。胸大片检查左肺肺癌。

治疗：在局麻下剪除坏死组织，扩创，彻底裸露手背部的肌腱，钝性游离肌间隙，插入提脓散药捻，外敷生肌象皮膏纱条。4 天后创面腐烂组织渐脱，肉芽逐渐新鲜，停止使用提脓散药捻，继续使用生肌象皮膏纱条。

中药治疗：先给予犀角地黄汤加减。水牛角 30g（先煎 30 分钟），生地 30g，牡丹皮 10g，赤芍 30g，金银花 45g，连翘 30g，蒲公英 30g，炙乳香 10g，炙没药 10g，桑枝 10g，天花粉 30g，三七 1.5g（冲服）。水煎服，日 1 剂。1 周后病人高热渐退，周身乏力，仍咳嗽，咯血，口渴。改服竹叶黄芪汤加减：生黄芪 30g，石膏 20g，陈皮 10g，麦冬 10g，百合 10g，川芎 10g，当归 10g，生地 20g，竹叶 10g，灯心草 3g。水煎服，日 1 剂。

西药治疗：洁霉素 0.6g，肌内注射，每日 3 次；安络血 25mg，每日 8 次。1 个月后创面分泌物减少，肉芽新鲜，有少量上皮生长，全身症状好转。分 2 次给予点状植皮，使创面愈合，皮肤颜色渐浅，弹性恢复，病愈出院。[黄淑兰.化疗所致坏死性筋膜炎 1 例治验. 天津中医，1995，（2）：34.]

竹叶石膏汤

【原文】

竹叶（三把） 石膏（一斤） 人参（三两） 甘草（炙，二两） 麦冬（一升） 半夏（半升）

粳米（半升）

引用生姜，水煎服。

四物汤　补中益气汤俱见伤损出血

八珍汤见瘀血泛注

六味地黄丸见肌肉作痛

【提要】

本方功用清热生津，益气和胃。主治伤寒、温病、暑病余热未清，气津两伤证。

【方歌】

竹叶石膏汤人参，麦冬半夏甘草临。

更加粳米同煎服，清热益气养阴津。

【医案助读】

头部外伤 赵某某，女，10岁，学生。1989年5月9日初诊。在木堆旁玩耍时，头部被木头砸伤4天。X线片示左侧颞骨线形骨折。因昏晕不能起坐、恶心呕吐不能饮食，到镇医院诊治。经静脉滴注5%葡萄糖、庆大霉素、维生素B_6等药物后，症状加重，前来求诊。

刻诊：目合神疲，默然回答问话，或不知其所苦。左耳上有一桃大扁平血肿，扶起则频频恶心欲吐。舌暗红苔白燥，脉濡数上浮。病人自幼鼻孔干红，便秘常2~3日一行。元神之府受伤，神明昏蒙不清；颞部为肝胆经循处，骨伤必致肝气激越，冲气上逆、胃气不降而呕吐。治当镇冲平肝、降逆止呕以定神气，芳化醒脑以开心智。酌竹叶石膏汤加味，以天花粉易粳米。药用：淡竹叶12g，生石膏20g，天花粉12g，半夏12g，麦冬15g，党参15g，炙甘草6g，蔓荆子12g，节菖蒲6g，赭石6g，琥珀粉（冲）3g。3剂。昼夜酌量频服，当不吐时进小米粥汤，与药交替饮。另处治伤消瘀丸，每次12粒，每天2次。

二诊5月14日。病人神志渐清，已能进食糜粥，大便秘结已通。尚觉疲软无力，起坐时仍头胀痛，眩晕泛恶，眠卧时时惊醒，多汗。舌红苔薄燥，脉弦软浮数。头部瘀伤渐化，冲逆之气未宁，脏腑稚嫩，惊恐所伤亦未静谧。前方化裁5剂，用法同前。药用：淡竹叶12g，石膏20g，天花粉10g，半夏10g，麦冬12g，党参12g，炙甘草6g，钩藤10g，蔓荆子12g，节菖蒲3g，酸枣仁20g，天竺黄4g，琥珀粉3g，朱砂2g。

三诊 5 月 21 日。诸症向愈，酌滋肾平肝养脑剂以善其后。

按：头为"元神之府"，是生命活动的主宰。头部受伤，颅脑为之震荡，气机为之逆乱，脉络为之郁滞，神明之为昏愦，五脏六腑为之动摇。就一般颅骨骨折合并脑震荡而言，其骨折伤较轻，脑震荡症状突出。脑震荡的临床主症有二：一是精神神志方面的头痛眩晕、失眠耳鸣、肢体疲软；一是神经功能受损引起的内脏功能紊乱所致的恶心呕吐、胸闷腹胀等。病机是元神受损，气阴两伤，胃气上逆。治则应镇冲降逆使头部郁滞之气血下行，以苏醒神明；清热止呕以安和五脏，如此则升降出入复常，颅脑伤损可愈。

竹叶石膏汤方出自《伤寒论》，原文主治"伤寒解后，虚羸少气，气逆欲吐"，后世医家凡热病之后余热未表，气阴两虚，胃气上逆、呕恶等证恒常用之。方中淡竹叶清热除烦，生津利尿；《日华子本草》谓其主"中风失音不语，壮热。头痛头风，并怀妊人头旋倒地，止惊悸、温疫迷闷，小儿惊痫天吊"。石膏"清热除烦，安神，止阳明头痛而镇冲气"（《珍珠囊》）。半夏散痞，降逆止呕；现代研究其有降血压和降低血氨作用。人参，《本经》"主补五脏，安精神，止惊悸，除邪气，明目，开心益智"；现代研究有强心、降血压作用，有兴奋大脑皮层、抗疲劳、增强应激反应功能。麦冬清心润肺，养胃生津；"治五劳七伤，安魂定魄"（《日华子本草》）。本方镇冲降逆，止呕安神之功效，恰合脑震荡伤之病机，故尔取效迅捷。［王馨亭. 竹叶石膏汤治疗颅脑损伤举隅. 中医正骨，2004，16（2）：61.］

秘　结

【原文】

伤损之证，大便秘结，若因大肠血虚火炽者，用四物汤送润肠丸，或以猪胆汁导之。若肾虚火燥者，用六味地黄丸[①]；若肠胃气虚，用补中益气汤；若大便秘结，里实气壮，腹痛坚硬者，用玉烛散。

【提要】

阐述伤损之秘结证及其临床随证加减方药。

【注释】

①六味地黄丸：本方功专滋阴补肾。主治肾阴亏损，头晕耳鸣，腰膝酸软，骨蒸潮热，盗汗遗精，消渴。

【白话文】

损伤之证见大便秘结，如果是因大肠血虚，虚火上炎灼伤津液，用四物汤加润肠丸治疗，或者用猪胆汁灌肠。如果因肾虚火燥，用六味地黄丸治疗；如果是因肠胃气虚，用补中益气汤治疗；如果大便秘结不通，脘腹胀满，腹痛按之坚硬者，用玉烛散治疗。

【解读】

秘结即是便秘，主要表现为排便次数减少、周期延长；或粪质坚硬，便下困难；或排便无力，出而不畅。分为实性便秘与虚性便秘。跌打外伤多致血虚，因此其引起的便秘多为虚性便秘。血虚型：血虚津少，不能下润大肠，肠道干涩，故大便秘结；血少致阴虚内热，虚热内绕，故口干心烦。治应养血润燥，滋阴通便，可内服四物汤加润肠丸，或者用猪胆汁灌肠。肾阴虚型：阴虚肠失濡养，则大便艰涩，排出困难；肾阴亏虚则腰膝酸痛。治应滋阴增液，可用六味地黄丸。肠胃气虚型：气虚导致大肠传导无力，虽有便意，临厕努挣乏力，挣则汗出短气，便后疲乏。治以补气健脾，润肠通便，用补中益气汤。若素体强壮，腹痛坚硬者，为虚实夹杂，以实为主，辨证为血虚发热，大便秘结，治疗以玉烛散。

润肠丸

【原文】

大黄　当归尾　羌活（各五钱）　桃仁　麻仁（各一两）

上为末，炼蜜丸弹子大，空心，白汤送下。

【提要】

润肠丸功用润肠通便，活血祛风。主治饮食劳倦，大便秘结，或干燥秘结不通，全不思食，以及风结、血结等证。

【方歌】

润肠丸用归羌活，大黄桃麻两仁和。

劳倦纳呆便秘涩，蜜丸嚼服功效卓。

猪胆汁导法

【原文】

大猪胆一枚，泻汁和法醋少许，以灌谷道内，如一时顷，当大便，出宿食恶物甚效。

【白话文】

用一枚大猪胆，将胆汁和少许醋，灌入病人的谷道里，一段时间后，就会泄泻，排出出宿食恶物非常有效果。

【解读】

猪胆味苦，性寒；归肝、胆、肺、大肠经。清热，润燥，解毒。治热病里热燥渴，便秘，黄疸，百日咳，哮喘，泄泻，痢疾，目赤，喉痹，聤耳，痈肿疔疮。用猪胆汁灌肠以排出宿食以治便秘，效果显著。

玉烛散

【原文】

生地黄　当归　川芎　赤芍药　大黄（酒浸）　芒硝

引用生姜，水煎服。

四物汤　补中益气汤俱见伤损出血

六味地黄丸见肌肉作痛

【提要】

本方功用养血清热，泻积通便。主治血虚发热，大便秘结；或妇女经候不通，腹胀作痛；或产后恶露不尽。

【方歌】

玉烛散乃重方义，四物调胃承气汤。

经闭腹痛而善饥，通瘀泄热斯无弊。

挟　表

【原文】

伤损之外挟表邪者，其脉必浮紧，证则发热体痛。形气实者，宜疏风败毒散；形气虚者，宜加味交加散，或羌活乳香汤以散之。

【提要】

阐述伤损之挟表证的典型症状及其临床随证加减用药。

【白话文】

凡跌打外伤复感表邪的，脉必浮紧，症见发热、肢体酸痛。体强者，宜予疏风败毒散；体弱者，宜予加味交加散，或羌活乳香汤来疏散外邪。

【解读】

表证是指外邪经皮毛、口鼻侵入机体的初期阶段，卫气抗邪于肌表浅层，以新起恶寒发热为主要表现的证候。伤损之后复感表邪，则症见恶寒发热、头痛身疼、脉浮紧等。此时应判断病人体质，如若平素强健，则可予疏风败毒散以活血化瘀、散寒解表；若平素体虚，则用加味交加散以祛风和血、消肿理伤、温煦经脉。

疏风败毒散

【原文】

当归　川芎　白芍药　熟地黄　羌活　独活　桔梗　枳壳　柴胡　白茯苓　白芷　甘草　紫苏　陈皮　香附

上生姜、生地黄煎，入酒和服。

【提要】

本方活血化瘀，散寒解表。主治外感风邪表实证。

【方歌】

> 疏风败毒散归芍，熟地二活柴芎草。
> 白芷茯苓枳壳桔，紫苏陈皮香附煎。

【医案助读】

胸胁扭挫伤加外感　曾某，女，60 岁。初诊 2000 年 12 月 3 日。在家爬梯拿物品时不慎跌伤，胸部被楼梯撞伤，家人抬至我科求治。排除胸肋骨骨折，以小伤合剂治疗 3 天。12 月 6 日，其儿子代母来院转方，代诉胸痛好转，守方 3 剂。12 月 9 日再诊，自诉服前 3 剂无效，胸痛加剧。详问其由，得知其家属在家为病人宽解衣服推拿，由于天冷而受凉，疼痛复发并加剧，无明显恶寒发热，舌苔薄白，脉浮紧。辨证为寒凝经脉，处疏风败毒散加减：当归 10g，川芎 7g，羌活 9g，桔梗 9g，柴胡 10g，枳壳 7g，白芷 9g，陈皮 9g，香附 9g。服 1 剂，微汗，疼痛大减。再服 2 剂而愈。[曾志纯. 胸胁扭挫伤治验举隅. 江西

中医药，2004，2（2）：39.]

加味交加散

【原文】

当归　川芎　白芍药　生地黄　苍术　厚朴　陈皮　白茯苓　半夏　羌活
独活　桔梗　枳壳　前胡　柴胡　干姜　肉桂　甘草

上生姜煎服。有热者，去干姜、肉桂。

【提要】

本方功用祛风和血，消肿理伤，温煦经脉。主治打仆伤损，折骨出臼，发
热恶寒。

【方歌】

> 加味交加散功强，归芎苍地朴芍药。
>
> 陈夏二活桔枳壳，苓草二胡肉干姜。

羌活乳香汤

【原文】

羌活　独活　川芎　当归　赤芍药　防风　荆芥　丹皮　续断　红花　桃
仁　乳香

上生地黄煎服。有热者，加柴胡、黄芩。

【方歌】

> 羌活乳香汤效奇，独芍归芎芥丹皮。
>
> 防风续断桃红花，生地黄煎效堪夸。

【提要】

本方功专活血养血，行气止痛，补益肝肾。主治跌仆伤损挟外邪，动筋折
骨，发热体痛。

补遗方

补损续筋丸

【原文】

治跌打仆坠，骨碎筋断肉破，疼痛不息。

当归（酒洗，五钱） 川芎 白芍（炒） 熟地（各三钱） 广木香 丹皮 乳香（去油净） 没药（去油净，各五钱） 骨碎补 自然铜 红花 瓜儿血竭（各三钱） 朱砂（五钱） 丁香（一钱） 人参（一两） 虎骨（酥油炙，二两） 古铜钱（三文）

共为细末，炼蜜为丸，每服三钱，淡黄酒、童便化服。

【提要】

本方有续筋接骨，消肿止痛，扶正安神之功。专治跌打仆坠，骨碎筋断肉破，疼痛不息。

【方歌】

> 补损续筋虎骨补，二铜三香药四物。
>
> 丹朱红花血竭参，骨碎筋断均可服。

【医案助读】

骨折 目的：观察补损续筋丸化裁对促进骨折愈合的临床疗效。

方法：收集 100 例被诊断为各种不同类型的骨折病例，随机分为两组，治疗组 50 例，对照组 50 例。治疗组以补损续筋丸为主，根据不同类型骨折进行加减，观察疗效；对照组让其自然修复，采用安慰法，嘱病人静心休息，加强营养，按期功能煅炼，从而达到自然康复。经 X 线复查，对比观察两组疗效。

结果：治疗组与对照组治愈率比较，无显著性差异（$P > 0.05$）；治疗组愈合比对照组提前 1～2 周，两组比较有显著差异（$P < 0.05$）。

结论：补损续筋丸化裁治疗各类骨折疗效理想，有较好的临床推广价值。

[舒玉林，吴文华，王绳新，等. 补损续筋丸化裁促进骨折愈合的临床研究. 世界中西医结合杂志，2008，3（3）：157－159.]

补损接骨仙丹

【原文】

治证同前。

当归（酒洗）　川芎　白芍（炒）　熟地　补骨脂　五灵脂　广木香　地骨皮
防风（各五钱）　乳香（去油净）　没药（去油净）　瓜儿血竭（各一钱）

上锉一处，用夜合花树根皮五钱，同入大酒壶内，加烧酒同煮，一炷香，取出温服。

【提要】

本方功用活血消肿止痛，续筋接骨。善治跌打损伤，骨折筋断，皮破肉烂，疼痛不可忍者。

【方歌】

补损接骨芍归芎，骨皮骨脂地防风。

木香血竭兼乳没，再加灵脂酒煎服。

止血定痛生肌散

【原文】

治伤损等证，失血过多，或因克伐致血气耗损，恶寒发热烦躁。

乳香（去油净）　没药（去油净）　龙骨（各三钱）　血竭（二钱）　黄丹（飞过，五钱）
香白芷（二钱五分）　软石膏（去火毒，一两）　潮脑（少许）

共为细末，瓷器盛之，每以糁患处，止痛生肌。

【提要】

本方功专止血定痛，生肌收口。主治外伤所致的病证，缺血过多；或者因为服用耗损正气的药物导致气血耗损，恶寒、发热兼烦躁等病证。

【方歌】

> 止血定痛生肌散，乳没血竭龙骨散。
> 黄丹潮脑软石膏，再加白芷细末捣。

【医案助读】

下肢溃疡　沈某，女，21 岁。病人于 1956 年 11 月 30 日被电杆压伤，致右小腿开放性骨折，伴软组织挫裂伤。清创缝合后形成大片软组织坏死溃烂，换药 1 个月余，疮面仍恶臭，跟腱呈进行性坏死达 2/3。改用本散剂：真龙骨（煅）3 钱（9g），白芷 2 钱 5 分（7.5g），黄丹（飞过）5 钱（15g），软石膏（煅，去火毒）1 两（30g），血竭 2 钱（6g），乳香 3 钱（9g），没药 3 钱（9g），潮脑少许。外敷 3 次后，肌肉红活，结合部分植皮而愈。［徐建钟. 止血定痛生肌散治验. 江苏中医杂志，1987，（12）：33.］

敷跌打青肿方

【原文】

生栀子同飞罗面①捣涂之，以布缠裹，拔出青毒即消。

【提要】

本方敛疮生肌，消肿止痛。用于疮痈肿毒初期，还未成脓。

【注释】

①飞罗面：磨面时飞落下来混有尘土的面。

【方歌】

> 敷跌打青肿方妙，生栀罗面即可消。

回阳玉龙膏

【原文】

专敷跌打损伤，气虚寒冷。

草乌（炒，二钱）　南星（煨，一两）　军姜（煨，一两）　白芷（一两）　赤芍（炒，一两）　肉桂（五钱）

共为末，葱汤调搽，热酒亦可。

【提要】

本方功专散寒除湿，活血通经，消肿止痛，祛瘀散结，舒筋活络。善治跌打损伤，气虚、怕冷阳虚的病证。

【方歌】

> 回阳玉龙加煨姜，南星乌芍芷桂强。
> 散寒通络又除湿，葱汤调搽效更佳。

【医案助读】

膝关节病　陈某某，男，12岁。1982年7月14日初诊。7月7日，突然右下肢膝关节部曲不能伸，疼痛剧烈，脚不能任地。经县医院外科、骨科检查，地区医院血液化验、X线摄片，均无阳性体征，由其父背来就诊。其父代诉麦收后喜卧谷场露地，好下水洗澡。患腿轻拉时疼痛难忍，表皮无红肿、热痛等证候，面色苍白，身体消瘦，小便清长，纳谷不香，脉沉细，舌苔薄白。系风寒湿侵袭肢节、经络所致。治宜温经散寒、疏风祛湿，方用回阳玉龙膏。7月17日诸症已除，行动如初，唯体质尚弱，食欲不佳。予保和丸，每日3次，每次9克，并嘱调养饮食以善其后。观察随访6年，未发展病变。［李俊民. 回阳玉龙膏治疗寒湿流注. 中医函授通讯，1988，（4）：38.］

太乙膏

【原文】

治伤口不收，贴之生肌长肉。

香麻油　当归　生地　生甘草

三味入油内炸枯，去渣，再以丝棉滤净，再入净锅，熬至滴水不散，入炒飞黄丹八两，又用慢火，熬至滴水成珠，取起少顷，入白蜡、黄蜡，各一两，微火再熬，取起少定，入去油净乳香、没药各五钱搅匀，收瓷器内，过三宿可贴。

【提要】

本方消肿清火，解毒生肌。主治湿热郁结而致气血壅滞不通、未溃或已溃的痈肿疮疡、疔毒流注、疥疮、湿疹等。

【方歌】

> 太乙膏治疮不收，当归生地草麻油。
> 消肿清火能生机，湿热蕴藉服之瘥。

【医案助读】

左膝关节滑囊炎　冯某，男，52岁，农民。以左膝周关节肿痛2个月就诊。在当地医院用消炎止痛、抗风湿等药无效，来我院求治。查体：左膝关节肿胀，髌骨上明显，活动膝关节则感轻度疼痛，局部轻度压痛、皮色正常。化验类风湿因子、抗"O"正常。于肿胀明显处穿刺抽出约20ml淡黄色液体，再于患处外贴太乙膏，3天更换1次。外贴4张即感疼痛明显减轻，膝关节活动已无痛感。继续外贴5张，肿痛消失而告愈。[马栓全. 太乙膏临床新用. 陕西中医，1993，14（2）：83.]

方剂索引

二陈汤，202

二味参苏饮，216

十全大补汤，188

十味参苏饮，217

人参紫金丹，65

八仙逍遥汤，96

八珍汤，186

八厘散，53

刀疮药，72

三黄宝蜡丸，115

大神效活络丹，87

万灵膏，63

小柴胡汤，184

五加皮汤，69

太乙膏，235

止血定痛生肌散，232

止痛药，171

止痛散，127

乌龙膏，70

六君子汤，203

六味地黄丸，197

巴戟汤，169

玉烛散，228

正骨紫金丹，54

四君子汤，178

四物汤，179

白胶香散，133

加味归脾汤，202

加味芎藭汤，193

加味交加散，230

加味承气汤，208

加味逍遥散，177

加味健步虎潜丸，144

加减苏子桃仁汤，57

加减补筋丸，132

加减紫金丹，113

圣愈汤，195

地龙散，212

百合散，193

当归导滞散，205

当归补血汤，174，195

回阳玉龙膏，234

竹叶石膏汤，223

竹叶黄芪汤，222

导气通瘀锭，57

芙蓉膏，90

花蕊石散，219

豆豉饼，189

牡丹皮散，172

羌活乳香汤，230

没药丸，198

补中益气汤，178

补肌散，90

补损接骨仙丹，232

补损续筋丸，231

补筋丸，132

抵当汤，165

固齿散，91

定痛散，61

定痛膏，122

参附汤，209

封口药，77

荜茇散，75

复元活血汤，167

复元通气散，175

独参汤，181

活血顺气何首乌散，171

神效当归膏，78

桃仁承气汤，164

破血消痛汤，170

益气养荣汤，187

消下破血汤，113

消毒定痛散，77

海桐皮汤，74

润肠丸，227

调经散，172

猪胆汁导法，227

清上瘀血汤，112

清心药，170

混元膏，52

散瘀和伤汤，55

犀角地黄汤，164

疏风败毒散，229

疏血丸，68

塞鼻丹，81

截血膏，83

敷跌打青肿方，233

黎洞丸，114

橘术四物汤，173